Te $^{100}_{9}$
B

T.3419.
6.A.m.

DE LA STÉRILITE

DE

L'HOMME ET DE LA FEMME,

ET DES MOYENS D'Y REMÉDIER.

A Paris, chez :

MM. J.-B. BAILLIÈRE, rue de l'École de Médecine.
FORTIN-MASSON, rue de l'École de Médecine.

A Lyon, chez :

M. J. SAVY Jeune, libraire.

A Strasbourg, chez :

M. DÉRIVAUX, libraire.

A Marseille, chez :

Vᵉ CAMOINS, libraire.
Vᵉ CHAIX, libraire.

A Florence, chez :

MM. RICORDI, PIATTI et MOLINI, libraires.

A Milan, chez :

MM. DINNOLARD et Fils, libraires.

Imprimerie de F. GELLY, rue Arc-d'Arènes, 1.

DE LA STÉRILITÉ

DE

L'HOMME ET DE LA FEMME,

ET DES MOYENS D'Y REMÉDIER ;

PAR LE DOCTEUR **V. MONDAT**, ETC., ETC.

Cinquième Édition.

> *Multa diversaque mulieribus contigunt propter quæ non pariunt antequàm urentur et propter quæ omninò steriles fiunt.*
>
> Hipp., lib. de Sterilibus, pag. 153, edente Cornario.

A MONTPELLIER,
Chez L. CASTEL, Libraire-Éditeur, Grand'Rue, 24.

1840.

AVERTISSEMENT.

L'intérêt que le public a bien voulu déverser sur les premières éditions de cet ouvrage, par les succès inespérés qu'il a obtenu, m'a imposé de nouvelles obligations envers lui; car tandis que la marche de la science est si rapide de nos jours où tant de savants s'empressent à l'envi d'enrichir son domaine, j'ai du tâcher de me mettre sur cette branche de la science, au niveau de leurs travaux; j'ai du m'efforcer de rendre moins imparfaites, les récentes productions pratiques que renferme cette édition; résultat de toutes mes investigations, de toutes mes recherches et de toutes les méditations qu'exige un pareil sujet.

C'est principalement sur les chapitres consacrés à l'étude des causes et du traitement de la stérilité que portent surtout les additions et changemens que nous avons introduits dans cette cinquième édition. Ce qui la distingue essentiellement des précédentes, ce sont de nouveaux appareils des procédés opératoires et des médications dont l'expérience a justifié l'efficacité dans des cas où l'art semblait devoir rester impuissant. Cette nouvelle publication est plus complexe, nous espérons avoir avancé quelques-unes des lacunes que l'observation n'avait pas encore confirmé; les imperfections inséparables de la nature et des difficultés même du sujet, laissent encore beaucoup de choses à désirer, mais nous avons du moins la consciencieuse satisfaction d'avoir rempli la tâche qui nous était imposée.

INTRODUCTION.

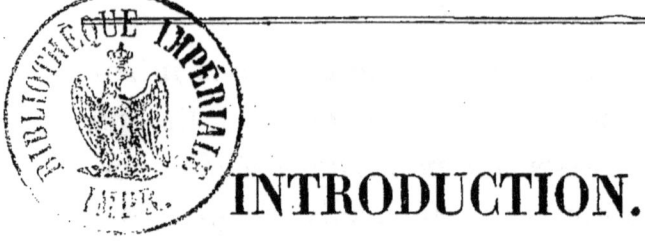

La génération de l'homme et des animaux, troisième vie, ou ordre de fonctions de notre économie, comme l'a dit l'immortel Bichat, est une autre merveille que les phénomènes terrestres et les révolutions des astres; mais les peuples habitués, familiarisés avec le prodige de la nature, n'en sont plus étonnés: ils voient du même œil, la végétation croître autour d'eux, et l'espèce humaine se perpétuer dans la société. S'ils désirent avec ardeur se voir renaître dans des descendans, ils ne s'occupent guère de la fonction mystérieuse de la reproduction, sans chercher à étudier les phénomènes qui l'ont opérée.

Toutefois, beaucoup de naturalistes, de philosophes et surtout les gens de l'art, se sont successivement occupés avec zèle et persévérance, de l'examen de l'œuvre de la génération. Le temps, l'observation méditative, ont amenés d'importantes découvertes physiologiques. La nature a été en quelque sorte sondée, explorée: aujourd'hui, l'importante fonction de la reproduction est au niveau des connaissances des autres fonctions physiologiques; les ouvrages du professeur Velpeau, les articles si érudits, si logiques du docteur Jolly de son dictionnaire de médecine, ont jetés de vives lumières sur cette partie de la science, je crois devoir leur exprimer ici ma vive reconnaissance pour l'instruction et les secours que j'ai puisé dans leurs ouvrages, qui m'ont beaucoup aidés à produire cette cinquième édition.

Tous les animaux reçoivent avec la vie la faculté de perpétuer leur espèce ; mais une foule de causes qui dérivent des conditions même de l'organisme, ou qui sont le fruit de circonstances éventuelles, peuvent modifier ou pervertir les lois qui président aux différens phénomènes de la reproduction ; il semble, d'une part, que la nature se soit plue à soustraire aux puissances intellectuelles cette importante fonction ; c'est ainsi, du moins, que dans l'espèce humaine où cependant les unions sexuelles sont de tous les temps et de toutes les saisons, la génération est moins fréquente, par cela même qu'elle est plus soumise aux convenances et aux institutions sociales ; et peut-être faut-il rapporter à une telle cause tant d'unions stériles observées dans les grandes villes, lorsque l'on voit les campagnes se peupler avec une sorte de surabondance. Ici en effet, l'on consulte moins les rapports d'intérêts pour obéir d'avantage aux inspirations secrètes du cœur ; là, au contraire, l'ambition, la nécessité du luxe, l'égalité du rang et des fortunes, décident la plupart des mariages.

Mais qu'il nous suffise d'émettre ici en effet cette simple réflexion dont les développemens appartiennent plutôt au moraliste et au diplomate (1) pour signaler en particulier les causes de la stérilité qui sont spécialement du domaine de l'art; je veux parler des diverses circonstances morbides capables d'exercer quelque influence sur les phénomènes de la reproduction.

Une fonction qui transmet la vie, doit contenir en elle-même la cause de sa destruction; par conséquent les instrumens chargés de perpétuer les races et les espèces peuvent devenir cause nécessaire de leur fin. En d'autres termes, les causes de la stérilité comme de la fécondité, sont dans les organes destinés à cet usage. Il importait donc, avant tout, de les étudier dans leurs conditions anatomiques et physiologiques, de déterminer le rôle auquel ils sont appelés dans les rapports sexuels, et la part qu'ils prennent dans l'accomplissement de la génération. Les actes qui composent cette fonction sont d'ailleurs si multipliées, si complexes, qu'il ne faut pas s'étonner du grand nombre d'organes qui y concourent.

Les organes génitaux participant aux diverses maladies qui affectent l'espèce humaine, peuvent être frappés de nullité par le fait même d'un état maladif quelconque, de même que tout autre fonction peut être suspendue par la lésion des organes chargés de l'accomplir: seulement la nature qui s'est plue à faire

---

(1) Plutarque, Montesquieu, Buffon, Cuvier, etc.

du phénomène de la reproduction, l'un de ses mystères les plus cachés, semble avoir enveloppé de la même obscurité les maladies de l'appareil générateur. Toutefois, ce n'est qu'en étudiant la stérilité, sous ce point de vue, que le médecin peut se permettre quelque succès à l'égard de son traitement. En signaler les causes, en effet, c'est réaliser une abstraction contre laquelle tous les efforts de l'art se brisent inutilement; c'est avoir fait le premier et le plus grand pas vers l'objet thérapeutique. En rattachant ainsi l'étiologie de la stérilité à la stérilité elle-même, nous devons être naturellement conduits à parler du moyen que chacune d'elles, considérée en particulier peut réclamer. Ce n'est qu'en adoptant la médication à la cause même d'une maladie que l'on peut espérer sa guérison; il faut toutefois convenir de l'insuffisance d'un tel guide dans une foule de circonstances où le diagnostic de la stérilité échappe aux recherches de l'observateur le plus attentif, et où l'expérience peut seule dicter des lois à la thérapeutique. Comme l'on ne peut apprécier le degré de maladie des organes sans une connaissance parfaite de leur état sain, je n'ai pu me dispenser de jeter un coup-d'œil rapide sur l'histoire anatomique et physiologique de l'appareil génital; j'ai cru devoir également embrasser dans ce travail, l'examen des différentes substances que l'art emploie pour combattre ce genre de stérilité qui coïncide avec une diminution notable des propriétés vitales du système de la génération; ce qui m'a conduit à tracer en même temps quelques formules que j'emploie le plus ordinairement dans ma pratique. De même j'ai fait exécuter le modèle de plusieurs instrumens dans le but de fixer le col de l'utérus, lorsqu'une déviation quelconque lui a fait perdre ses rapports naturels avec le canal vulvo-vaginal pendant l'exécution de l'acte générateur; on y trouvera, en outre, deux dessins nouveaux représentant les instrumens que j'ai fait confectionner pour opérer la turgescence du pénis dans les cas trop nombreux où la nature ne se suffit pas à elle-même pour accomplir les fonctions coïtales, ils développent le nombre viril, en lui donnant les dimensions suffisantes pour remplir l'acte de la reproduction, ils servent aussi à hypertrophier l'utérus en augmentant sa vitalité, en développant ses tissus, et à ramener ou à provoquer l'écoulement menstruel.

Pour éviter toute confusion dans l'examen des diverses matières, j'ai cru convenable de les diviser en autant de chapitres, en adoptant pour chacune d'elles, les mêmes divisions physiologiques. Quant aux détails je ne me suis pas moins attaché à exposer ce que l'art sait de plus positif et ce que les auteurs ont écrit de plus vrai sur un tel sujet, qu'à l'exprimer dans les termes les plus précis, prenant soin de n'offrir que le tableau des préceptes avoués par l'expérience, ou généralement admis par les autorités les plus recommandables; c'est ainsi que j'ai pu multiplier les faits, et donner plus d'étendue à cet ouvrage en ajoutant de nouvelles observations choisies dans les meilleurs auteurs, ou puisées dans ma propre pratique. Jusqu'ici, le développement du pénis était regardé comme au-dessous des ressources de l'art; l'hyperpadias, l'épispadias ont été constamment reconnus par les auteurs comme des causes absolues pour opérer l'acte reproducteur. Dans la précédente édition, jai démontré tout le succès que j'ai obtenu dans le premier cas, par l'emploi des moyens que j'ai indiqué dans celle-ci ; j'ai osé attaquer comme on le verra au chapitre qui les concerne, les préjugés d'incurabilité des derniers cas, par des moyens aussi simples que réels, qui ont procuré la paternité à plusieurs individus, qu'on avait regardé tout-à-fait incurables ; j'ai démontré l'existence d'une membrane que j'ai nommée *sac utérin membraneux* qui forme un empêchement absolu de fécondité ; enfin j'ai évité dans cette cinquième édition comme dans les précédentes, toute digression étrangère au sujet que j'avais à traiter. La science, en effet, ne consiste pas dans un vain étalage d'hypothèses ni dans une surabondance d'érudition, mais bien dans l'exposition de principes certains et de faits rigoureusement observés.

En traitant un sujet aussi vaste, aussi obscur, j'ai senti tous les écueils, toutes les difficultés qu'il devait m'offrir, les lacunes qu'il laisserait à remplir ; mais livré spécialement depuis longues années aux maladies des femmes, et entendant trop souvent les vœux et les plaintes de tant d'unions stériles. J'ai cru qu'il m'était permis de continuer de leur offrir le fruit de mes méditations et de longues et pénibles recherches sur cet objet.

Je sais aussi que ce genre de travail est peu propre à concilier tous les suffrages ; du moins la critique s'est plue à exercer plus d'une fois toute sa malignité sur de telles productions ; mais un pareil motif ne pouvait m'arrêter dans une publication uniquement conçue dans l'intérêt des familles, et c'est dans cette pensée que j'ai pu dire aussi à mon livre ce que Horace disait au sien :

Fuge quò discedere gestis....
Non erit emisso reditus tibi....

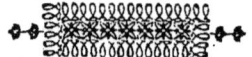

DE LA STÉRILITÉ

DE

L'HOMME ET DE LA FEMME,

ET DES MOYENS D'Y REMÉDIER.

PREMIÈRE SECTION.

CHAPITRE PREMIER.

HISTOIRE ANATOMIQUE ET PHYSIOLOGIQUE DES ORGANES GÉNITAUX, CONSIDÉRÉS DANS LES DEUX SEXES.

Cette troisième vie de notre organisation, dépendantes des deux autres, a toutefois des distinctions spéciales, des phénomènes qui lui sont propres. Aucune fonction de l'économie ne nécessite l'exercice d'un plus grand nombre d'organes que la génération.

Disposés de la manière la plus favorable à l'union des sexes, les instrumens de cette importante fonction, malgré leur disposition symétrique et régulière, sont en partie soustraits à l'empire de la volonté. Aussi ont-ils été considérés par plusieurs physiologistes (1) comme ayant une existence indépendante du reste de l'individu, une vitalité plus limitée que celle des autres organes. La manière dont ils concourent à cette fonction nous force de les distinguer en 4 ordres : 1º Organes de *conjonction*; 2º organes de *sécrétion*; 3º organes *d'émission*; 4º organes de *conservation*. Cette division était susceptible d'être modifiée, d'après la destination même des sexes; mais nous avons cru devoir la conserver, pour ne pas interrompre le plan de l'ouvrage, lorsque d'ailleurs nous devions faire suivre la description de chaque organe de celle des fonctions auxquelles il peut être appelé dans l'œuvre de la génération.

Pour ne pas sortir des limites que nous nous sommes tracées, nous ne considérons les organes génitaux que d'après les changemens que doit leur imprimer l'époque de la puberté, c'est-à-dire, lorsqu'ils ont acquis l'aptitude à la génération.

---

(1) Buffon, Bichat, etc.

ORGANES GÉNITAUX DE L'HOMME.

§ I. Organes de conjonction.

Le *Pénis* est la seule partie qui compose cet ordre d'organes.

Disposition anatomique. — Situé au devant de la symphyse du pubis, le pénis est essentiellement formé de trois parties, savoir : du corps caverneux, du gland et de l'urètre ;

1° *Le corps caverneux* se présente sous la forme d'un tuyau alongé et aplati du haut en bas, divisé intérieurement par une cloison médiane, qui l'a fait considérer par quelques anatomistes comme formé de deux parties distinctes; unique à son extrémité antérieure, où il s'unit à la base du gland, il est bifurqué à son extrémité postérieure pour sa double insertion aux branches de l'ischion et du pubis : il est composé d'une membrane externe de nature fibreuse, et d'un tissu spongieux ou celluleux, qui en fait la plus grande partie. Son organisation paraît être un lacis de petites lames fibreuses, appartenant à la membrane externe ; de vaisseaux artériels et veineux, qui admettent plus ou moins de sang lors de l'érection, et *probablement* de filamens nerveux qui président au mode de sensibilité de l'organe ;

2° *L'urètre*, canal membraneux qui s'étend du col de la vessie à l'extrémité de la verge, ne sert pas seulement de conduit excréteur à la semence et à l'urine ;

il remplit aussi des usages de structure. Situé à la partie inférieure du pénis, dans l'espèce de gouttière que forme le corps caverneux, il en occupe toute l'étendue et traverse ensuite le gland, au sommet duquel il se termine. Il offre, dans les diverses parties de sa longueur, un mode d'organisation différent, ce qui l'a fait diviser par les anatomistes en portion membraneuse et en portion spongieuse; cette dernière, qui est la plus étendue, offre surtout une très-grande analogie de structure et de vitalité avec celles du corps caverneux, en sorte que leur action a besoin d'être simultanée pour que l'érection soit parfaite;

3° *Le gland* se présente sous la forme d'un cône, dont le sommet est percé par l'orifice de l'urètre, et la base coupée obliquement du haut en bas et d'arrière en avant, embrasse l'extrémité antérieure du corps caverneux. Il est revêtu par la membrane du prépuce qui le recouvre plus ou moins complètement, suivant les individus; son organisation est spongieuse, de même nature que celle de l'urètre, dont elle partage la propriété érectile.

Usages — Le pénis tient ses usages de sa forme qui est l'une des principales conditions des rapports sexuels; de son organisation éminemment spongieuse, d'où résulte sa propriété érectile; de sa sensibilité exquise et spéciale qui en assure l'exercice, du conduit qui la parcourt et qui sert de moyen de transmission à la semence.

Quant au phénomène de l'érection, il est difficile

de l'expliquer autrement que par un afflux de chaleur et de sang dans les vaisseaux mêmes du pénis, et non, comme on l'a dit, dans les cellules du corps caverneux et du tissu spongieux de l'urètre, sous une influence directe ou sympathique. Quelques physiologistes ont cependant cru pouvoir l'attribuer à la compression des veines honteuses, entre la symphise du pubis et la racine du pénis, par l'action des muscles qui le relèvent; mais Heister, Sénac son traducteur, et après eux le professeur Richerand, tout en démontrant le peu de fondement de cette explication, d'après la disposition même des muscles, l'ont plus justement rapporté au mode de vitalité de l'organe, c'est-à-dire, à son érectilité.

§ II. Organes de sécrétion.

Nous comprenons sous ce titre les testicules avec leurs enveloppes et leurs conduits excréteurs.

1º *Testicules.*

Disposition anatomique. — Les testicules (*testes*) ont été ainsi nommés, parce qu'ils constituent les principaux caractères distinctifs de la virilité. Situés ordinairement au-dessous de la région pubienne, à la partie interne et supérieure des cuisses; ils restent quelquefois cachés dans l'abdomen; ils ont une forme ovoïde, et sont rarement d'un volume égal; cinq en–

veloppes les recouvrent dans l'ordre suivant : 1° le *scrotum* représentant une poche qui leur est commune à tous deux, et qui est un prolongement du tissu cutané. 2° Le *dartos* qui est une membrane celluleuse propre à chaque glande. 3° La *tunique érythroïde*, formée par l'épanouissement du muscle crémaster. 4° La *tunique péritonéale* qui enveloppe le testicule à la manière des membranes séreuses, c'est-à-dire, sans le contenir dans sa cavité. 5° La *tunique fibreuse* ou *albuginée*, contiguë en dehors à la précédente, et en dedans au parenchyme même de la glande. C'est de cette face interne qu'il part des prolongemens qui vont se rendre au bord postérieur du testicule, en formant autant de cloisons ou cellules dont la configuration varie, et qui logent la *substance propre de l'organe*. Celle-ci est formée d'un très-grand nombre de tubes capillaires (séminifères, *Chaussier*), repliés et entortillés sur eux-mêmes, qui paraissent naître des extrémités des artères spermatiques, et se dirigent vers le bord supérieur du testicule, en s'anastomosant entr'eux pour former dix ou douze tuyaux, quelquefois davantage, dont la réunion constitue *le corps d'Hygmore*. Ces tuyaux percent ensuite, à sa partie supérieure, la tunique albuginée qui les renferme, pour se réunir en un seul conduit appelé *épididyme*, ainsi nommé parce qu'il cotoie le bord supérieur du testicule.

2° *Canal déférent.*

Le canal déférent naît de l'extrémité de l'épididyme

pour se porter de bas en haut vers le cordon des vaisseaux spermatiques avec lesquels il franchit l'anneau inguinal pour descendre obliquement vers le côté interne des vésicules séminales dans lesquelles il pénètre. Dans ce trajet, il s'aplatit d'une manière sensible, bien que conservant une cavité excessivement étroite, et des parois d'une densité presque cartilagineuse.

Chaque testicule reçoit en outre une artère (*spermatique*) venant directement de l'aorte ou des artères rénales, des vaisseaux lymphatiques que l'on n'aperçoit bien qu'entre les conduits séminifères, et qui donnent naissance à ces veines, enfin des nerfs provenant du plexus lombaire, mais que l'on n'a pu encore suivre dans le parenchyme du testicule.

Usages. — Il est certain que les testicules sont les organes secréteurs de la semence; mais le mode d'action par lequel cette fonction s'opère, est aussi ignoré que celui des autres fonctions en général. En nous bornant à en observer les phénomènes les plus sensibles, nous devons d'abord noter comme circonstance, la disposition constamment grêle et flexueuse des artères spermatiques; ce qui en raison de cette disposition anatomique, détermine la lenteur, la quantité des matériaux de secrétion dans les testicules, en modifiant leur vitalité. Nous savons également qu'à mesure que le sperme est secrété, il se porte dans le sinus des vaisseaux séminifères, pour se diriger ensuite vers le canal déférent qui le transmet dans les vésicules séminales. Quant au produit de cette secrétion, on connaît peu sa nature, en ce que jusqu'alors il n'a pu être examiné qu'à l'état de mélange, avec les liquides provenant des vésicules séminales, de la prostate et des follicules de l'urètre : c'est dans cet état de combinaison que nous avons étudié la matière séminale (voyez à l'article de la liqueur séminale) ainsi que toute l'importance qu'il présente dans les fonctions copulatrices.

§ III. ORGANES D'ÉMISSION.

Un assez grand nombre de parties concourent à l'émission de la semence, soit en remplissant simplement des usages de structure, (*conduits éjaculateurs, verumontanum, canal de l'urètre*), soit en sécrétant des fluides propres à lubrifier ces mêmes parties, et à servir en même temps de véhicule au fluide séminal, (*prostate, glandes de Cowper, follicules de l'urètre*), soit en exerçant sur ce liquide lui-même une action expulsive, capable d'opérer son excrétion, (*vésicules séminales, muscles*).

Les conduits éjaculateurs et le canal de l'urètre, comme moyens de transmission, et les vésicules séminales, comme agens contractiles, vont être décrits (*voyez* Organes de conjonction, page 27 *et suivantes*). Il nous reste à observer, à l'égard des premiers, qu'une assez grande quantité de follicules secrètent un fluide propre à lubrifier leur intérieur, et à favoriser l'émission de la semence. *La glande prostate*, qui paraît surtout avoir cet usage, si toutefois elle ne modifie pas encore les propriétés de la semence, est située vers le col de la vessie et le commencement de l'urètre qu'elle soutient. Elle est formée d'un tissu dense, de couleur grisâtre, au milieu duquel on aperçoit une quantité de follicules remplis d'un liquide visqueux et blanchâtre, que dix à douze conduits excréteurs portent dans l'urètre. La sécrétion de ce liquide paraît être encore augmentée par celle qu'opèrent les *glandes de Cowper*, placées au devant de la prostate.

La nature, pour imprimer à ces liquides une direction favorable à leur émission, a placé au commencement de l'urètre, devant le col de la vessie, à l'endroit même où s'ouvrent leur conduits excréteurs, une sorte de digue *(verumontanum)*, destinée à s'opposer au retour de ces mêmes liquides du côté de la vessie.

Les *muscles*, dont l'action aide l'excrétion ou projection de la semence, sont les *releveurs de l'anus*, les *bulbo* et *ischio-caverneux*, et le *transverse du périnée*. Les deux premiers, placés immédiatement à la partie postérieure et inférieure du rectum, dans l'espace compris entre les branches de l'ischion et du pubis, le sacrum et le coccix, tendent, par leur contraction spasmodique, à comprimer les vésicules séminales et la prostate, dont ils ne sont séparés que par la partie inférieure du rectum.

Les *bulbo-caverneux* et *transverse du périnée*, placés

horizontalement entre l'anus et le bulbe de l'urètre, compriment également dans leur action convulsive la partie postérieure de l'urètre, et accélèrent ainsi l'émission de la semence, propriété qui les a fait appeler par Sœmmering, *musculi acceleratores*. L'ischio-caverneux, nommé par le même auteur, *musculus erector*, et situé entre la tubérosité sciatique et le corps caverneux, jouit d'une action qui semble appartenir plus spécialement au phénomène de l'érection.

§ IV. Organes de conservation.

Nous comprenons sous ce titre les organes chargés de conserver le fluide séminal ou de lui faire subir quelque nouvelle élaboration (*vésicules séminales*), et les conduits destinés à transmettre ce fluide dans le canal de l'urètre, au moment de la copulation (*conduits éjaculateurs*).

1° *Vésicules séminales.*

Disposition anatomique. — Les *vésicules séminales* sont deux poches membraneuses, séparées l'une de l'autre par les canaux déférens et placés obliquement entre le rectum, les releveurs de l'anus et la vessie ; elles sont beaucoup plus larges à leur extrémité postérieure qu'à l'antérieure, où elles offrent un rétrécissement en forme de col, terminé par un canal d'une à deux lignes de longueur, qui se joint à angle aigu avec le canal déférent. Deux membranes composent les parois des vésicules séminales, savoir : un interne, qui paraît être une continuation de celle du canal déférent, et que quelques auteurs ont cru musculeuse, à cause de la propriété contractile dont elle jouit, pour favoriser l'émission de la semence, lors de la copulation. La seconde membrane, qui est évidemment la continuation de la muqueuse de l'urètre, secrète un fluide qui a toutes les apparences des fluides folliculaires; mais dont la nature, la quantité et les usages, ne sont pas encore bien déterminés. Les vésicules séminales reçoivent des vaisseaux sanguins qui n'ont pas de noms particuliers; des nerfs dont la ténuité empêchent de les suivre dans leur trajet; enfin, des vaisseaux lymphatiques, en très-grande quantité, chargés d'absorber et de porter dans le torrent de la circulation les fluides déposés et secrétés dans ces organes, lorsqu'une continence très-prolongée en arrête l'excrétion. L'intérieur des vésicules séminales présente des cellulosités ou canaux tortueux, communiquant à autant d'appendices, qui déterminent l'aspect sillonné qu'on remarque à leur extérieur.

Usages. — Il n'est pas aussi facile qu'on pourrait le croire de préciser les usages des vésicules séminales : sont-elles des organes de sécrétion uniquement affectés à l'œuvre de la génération, fournissant au sperme un liquide particulier qui en constitue la plus grande partie, et lui donne des qualités prolifiques tout en lui servant de véhicule? Ou bien, servent-elles seulement de réservoir au fluide séminal, en sécrétant toutefois une humeur muqueuse destinée à humecter leur surface intérieure, à l'instar de toutes les cavités pourvues de membranes folliculaires ? Swammerdam et le professeur Richerand ont combattu cette dernière opinion pour adopter la première que l'expérience nous paraît surtout propre à justifier : il est certain, en effet, que l'intégrité physiologique des vésicules séminales est une condition non moins indispensable à l'œuvre de la génération que celle des testicules ; ce qui dans toute hypothèse prouve, (du moins dans l'espèce humaine) la nécessité du mélange des liquides qu'ils fournissent, et infirme d'ailleurs l'idée de quelques physiologistes, qui considèrent les vésicules comme remplissant seulement des usages de position, ou comme moyens mécaniques de transmission du fluide séminal à l'instant même de l'éjaculation.

Conduits éjaculateurs.

Disposition anatomique. — Les *conduits éjaculateurs*, qui résultent de la réunion à angle aigu de l'extrémité antérieure des vésicules séminales avec le canal déférent, traversent la prostate pour se porter séparément à la partie inférieure de l'urètre au fond d'une lacune appelée *verumontanum*.

Usages. — Ces conduits ont pour usage de transmettre dans le canal de l'urètre le fluide séminal et de concourir ainsi à l'acte de la copulation.

ORGANES GÉNITAUX DE LA FEMME.

§ I. Organes de conjonction.

Les parties qui composent cet ordre d'organes ne concourent pas également à l'acte reproducteur ; les unes, placées à l'extérieur semblent n'être que des organes de plaisir, telles sont le *pénil*, le *clitoris*, les *nymphes*, *etc.* ; d'autres, plus intimement liées au phénomène de la conjonction, remplissent aussi plus directement le but de l'union des sexes. Envisagé sous ce dernier point de vue, le vagin seul nous paraît devoir mériter une description particulière.

Vagin.

Disposition anatomique. — Cet organe, placé au centre du détroit inférieur du bassin, entre le rectum et la vessie, se présente sous la forme d'un conduit membraneux, cylindroïde, légèrement courbé en arrière sur sa longueur, qui est de cinq à six pouces. Une de ses extrémités s'ouvre au bas de la vulve, et l'autre embrasse le col de la matrice avec lequel elle est continue. Sa largeur, un peu moindre à son extrémité antérieure, offre environ un pouce de diamètre dans le reste de son étendue. Le vagin est d'une structure molle, souple, extensible, composé 1° d'un fragment de membrane péritonéale, qui n'occupe que sa partie postérieure et supérieure ; 2° d'une couche celluleuse et épaisse, qui constitue sa membrane propre, et en occupe toute l'étendue ; 3º d'un corps spongieux, placé à son entrée (*plexus rétiforme*), sensiblement érectile lors des approches conjugales, et environné de fibres musculaires qui font l'office de sphincter (*muscle périnéo-clitorien, Chaussier*); 4º d'une membrane muqueuse qui lui est commune avec celle qui tapisse tout l'appareil utérin, parsemée de rides, surtout à son extrémité antérieure, où elles cachent une foule de porosités d'où sort l'humeur muqueuse qui lubrifie habituellement l'intérieur de ce conduit ; 5º d'un repli membraneux et demi-circulaire qui en rétrécit l'entrée chez les filles qui n'ont pas encore souffert les approches de l'homme, et qui est connu sous le nom d'*hymen*.

Usages. — Le vagin, comme l'indique son nom, est destiné à recevoir le pénis dans l'acte de la copulation, à livrer passage au flux menstruel et au fœtus lors de l'accouchement.

§ II. Organes de sécrétion.

1º *Ovaires.*

Disposition anatomique. — A ce nouvel ordre d'organes appartiennent les ovaires et les trompes. En considérant les ovaires comme des organes sécrétoires, nous sommes toutefois loin d'adopter l'opinion des anciens et de quelques modernes qui pensent que ces organes fournissent dans l'acte reproducteur une liqueur prolifique à l'instar des testicules. Seulement, il nous paraît raisonnable d'admettre que la formation des œufs ou germes susceptibles de se développer par suite de l'imprégnation, est le produit d'une véritable sécrétion. Placés de champ sur les parties latérales de la matrice dans la duplicature de l'aileron postérieur des ligamens larges de la matrice, les ovaires, que les anciens appelaient *testes muliebres*, sont deux corps blanchâtres, vasculaires, oblongs, dont la figure et le volume ont été comparés à ceux d'un très-petit œuf de pigeon, chaque ovaire est formé d'une membrane propre, d'un tissu parenchymateux ayant l'aspect de la substance propre du testicule ou de la glande parotide, paraissant être également une expansion de sa membrane propre, et formant de même des cellules destinées à loger des corpuscules à parois membraneuses, vasculaires et transparentes : ces vésicules, dont le nombre est de quinze à vingt, et le volume assez variable, entre celui d'un grain de millet et celui d'une lentille, contiennent un fluide visqueux, ayant tous les caractères de l'albumine. Les ovaires reçoivent des artères (*spermatiques*), qui naissent immédiatement de l'aorte, et dont le volume paraît, d'après les observations de Haller, coïncider avec l'ardeur amoureuse de la femme. On y aperçoit quelques rameaux nerveux très-ténus, fournis par le trisplanchnique et par les plexus lombaires et sacrés, et des vaisseaux lymphatiques qui s'abouchent aux veines, ou s'ouvrent dans les ganglions lymphatiques de la région lombaire.

Usages. — Il est certain que les ovaires sont absolument nécessaires à la génération, leur absence naturelle, leur ablation, et le plus grand nombre de leurs maladies, qui amènent la stérilité, démontrent jusqu'à l'évidence cette assertion ; mais il est difficile de déterminer, d'une manière précise, la part qu'ils prennent dans l'exécution de cette fonction. Les anciens, au nombre desquels il faut surtout citer Hippocrate et Galien, les comparant aux testicules, pensaient qu'ils sécrétaient une liqueur séminale jouissant des mêmes qualités prolifiques que celles de l'homme. Cette opinion, bien que soutenue par quelques physiologistes modernes (1), est néanmoins abandonnée aujourd'hui par le plus grand nombre. Depuis Stenon, qui le premier a observé les vésicules des ovaires, et les a comparées à des œufs contenant tous les rudimens de l'homme, auquel il ne manque que le *vis vitæ* fourni par le mâle, on pense généralement que ces vésicules, une fois fécondées par l'imprégnation, rompent le calice dans lequel elles sont renfermées pour s'engager dans les trompes et de là dans la matrice.

1° *Trompes.*

Disposition anatomique. — Les trompes sont deux conduits membraneux, conoïdes, situés dans l'épaisseur des ailerons antérieurs des ligamens larges de

---

(1) Buffon, Roussel, Tinchant, etc.

l'utérus. Une de leurs extrémités est terminée en forme de pavillon pour s'adapter à l'ovaire, tandis que l'autre s'ouvre par un orifice extrêmement étroit à l'angle supérieur de l'utérus. Les trompes sont formées de deux membranes, dont l'une appartient à un prolongement du péritoine, et l'autre est la continuation de la muqueuse utérine, et d'un tissu propre qui paraît jouir d'un certain degré d'érectilité.

Les trompes ont pour usage d'établir une communication entre la matrice et les ovaires; mais cette communication ne paraît s'opérer qu'à l'instant du coït et par une sorte d'érection du pavillon qui embrasse alors l'ovaire, et forme un conduit qui transmet de cet organe à l'utérus ce que la femme fournit dans la génération, et vraissemblablement de l'utérus à l'ovaire le principe fécondant qui émane de l'homme.

§ III. ORGANES DE CONSERVATION.

Matrice.

Disposition anatomique. — Bien que nos opinions diffèrent essentiellement de celles de quelques physiologistes, relativement à la matrice (1), nous avons cru devoir désigner sous ce titre l'organe qui fournit à la

---

(1) Plusieurs physiologistes considèrent la matrice, à l'instar des vésicules spermatiques, comme un réservoir propre à *conserver* le fluide séminal sécrété par les ovaires.

fois au produit de la conception, l'espace et les matériaux nécessaires à sa nutrition et à son développement. Placée obliquement dans l'excavation du bassin, entre le rectum et la vessie, où elle est fixée par plusieurs ligamens, la matrice présente à-peu-près la forme d'un triangle aplati de devant en arrière. Sa base, ou fond, située en haut et en arrière, est bornée latéralement par deux angles qui indiquent les deux points d'insertion des trompes. Son sommet ou col dirigé en bas et en devant, est embrassé par le vagin, dans lequel il forme une saillie de quatre à cinq lignes, percée d'une ouverture ovale qui établit une communication entre ces deux organes.

La matrice est composée : 1° d'une membrane séreuse qui lui sert d'enveloppe extérieure dans toute son étendue, excepté à la partie la plus inférieure de sa face postérieure ; 2° d'un tissu propre, grisâtre, dense et élastique, parsemé de beaucoup de vaisseaux sanguins, et dont la nature n'est pas encore bien déterminée ; 3° d'une membrane interne, ayant tous les caractères des muqueuses, présentant un grand nombre de porosités, que l'on a considérées comme des excréteurs des cryptes muqueux et comme les orifices des vaisseaux sanguins qui expriment des gouttelettes de sang dans l'intérieur de l'utérus à l'époque de la menstruation; 4° de vaisseaux artériels et veineux qui viennent des hypogastriques (*utérines*); de vaisseaux lymphatiques qui les accompagnent ; de nerfs qui tirent leur origine des plexus rénaux et mésentériques inférieurs; des nerfs intercostaux et sacrés.

Usages. — La matrice, ainsi que l'indique le titre sous lequel nous l'avons décrite, est destinée à la conservation du germe fécondé pendant le temps de son développement, c'est-à-dire durant le cours de la grossesse.

De la Génération.

Après avoir décrit séparément dans l'un et l'autre sexe les instrumens de la génération et fait connaître les fonctions qui leur sont propres, il nous resterait à étudier la part que chaque sexe peut prendre à l'accomplissement de cette fonction ; mais pour éviter de tomber dans de nouvelles erreurs sur un sujet aussi obscur, et qui a divisé tant de physiologistes et de naturalistes, nous nous bornerons à exposer aussi succinctement que possible les diverses théories émises à cet égard, en appréciant chacune d'elles à sa juste valeur.

On peut réduire à deux chefs principaux tous les systèmes imaginés jusqu'à ce jour pour expliquer le phénomène de la reproduction : le premier qui appartient aux anciens, se fonde essentiellement sur l'existence d'une liqueur séminale dans chaque sexe et sur leur mélange dans la cavité utérine pour la formation du nouvel individu. Hippocrate (1), qui paraît être l'auteur de ce système, admettait une *faculté généra-*

---

(1) *De Geniturâ.*

trice qui préside à cette sorte de création, et croyait, en outre, que les *parties fortes* de la semence de l'homme et de la femme, en s'unissant entre elles, établissaient la différence des sexes. Ce système, qu'Aristote (1) et Descartes (2) n'ont modifié que pour remplacer la *faculté génératrice* d'Hippocrate par leur *principe ferment*, compte encore un assez grand nombre de partisans. Buffon (3), qui l'a embelli de tous les charmes de son éloquence, admet bien, avec le père de la médecine, que la semence émane, dans chaque sexe, de toutes les parties du corps ; mais il pense que les molécules qui la constituent sont autant de rudimens de nos organes qui se placent par une sorte d'attraction vitale, autour d'un moule dont il admet l'existence. Le docteur Roussel (4), qui a combattu fortement les idées de Buffon pour rendre au système d'Hippocrate toute sa simplicité, est un de ceux qui ont le plus cherché à l'accréditer. Plus récemment encore, un médecin (5) a essayé de le reproduire sur des faits qui semblent infirmer les objections qui lui avaient été faites par Haller et Bonnet. Sans chercher à exposer ici toutes les raisons capables de militer contre ce système, il doit nous suffire de rappeler comme cir-

---

(1) *De Generat. animal.*
(2) Traité de l'Homme, etc.
(3) Hist. nat. de l'Homme, etc.
(4) Système physiq. et mor. de la Femme.
(5) Tinchant, Doct. nouv. sur la product. de l'Homme.

constances conformes à l'observation : 1° que la texture organique des ovaires n'offre aucune analogie avec celle des testicules, ni même avec ceux d'aucun organe glanduleux; 2° que la disposition des trompes ne représente nullement un canal excréteur, puisqu'elle rend impossible leur communication avec les ovaires hors le temps de la conception, ce qui doit détruire toute idée d'un fluide séminal dans la femme; 3° que dans l'hypothèse même d'une sécrétion particulière à la femme, outre que les fluides qui en proviennent n'offrent aucun des caractères physiques et chimiques de la liqueur séminale de l'homme, ils ne peuvent être considérés comme condition essentielle à la fécondation, puisque les femmes conçoivent sans éjaculer, et souvent même sans ressentir la moindre impression de volupté; 4° que le fruit de la conception observé dans l'ovaire et les trompes, à son premier développement, n'existe pas dans la matrice avant la seconde semaine qui suit la copulation dans la cavité utérine.

Le deuxième système ou celui des ovaristes admet la préexistence des germes dans l'ovaire, et se fonde principalement sur l'analogie de structure de cet organe dans les femelles des animaux ovipares et vivipares. Stenon (1), Malpighi (2), Harwey (3), Valis-

---

(1) *In Dissert. piscium.*
(2) *De Cener. pull. in ovæ.*
(3) *De Genit. ovum.*

niéry (1), Haller (2) et Bonnet (3), qui l'ont surtout accrédité, regardent les vésicules contenues dans les ovaires comme autant d'œufs qui renferment tous les linéamens du nouvel être, et qui n'ont besoin que du contact du sperme pour recevoir la vie. Bonnet pensait que ces germes préexistaient dans les ovaires depuis le commencement du monde, *emboités* les uns dans les autres, et se développant successivement par l'effet de la génération ; mais cettte opinion, qui ne trouva guère de partisans que dans les écoles d'Italie, est aujourd'hui à-peu-près abandonnée.

Quelques naturalistes ont aussi cru trouver dans la semence de l'homme, des animalcules capables de devenir, en se développant, des êtres semblables à celui qui les produit : Leuwenhoeck (4), Boërrhaave (5), Geoffroy (6), Lieutaud (7), etc., qui ont avancé cette idée, pensent que les vésicules des ovaires ne sont que l'enveloppe ou le nid de l'œuf, qui doit recevoir celui des animalcules victorieux dans la lutte qui s'établit entre eux à l'instant de l'acte reproducteur. Mais cette opinion, aussi peu vraissem-

---

(1) *De Genit. animal.*
(2) *Element. Physiolog.*
(3) *Sepulchret. anat.*
(4) *Anat. epistol. variæ.*
(5) *Physiol.*
(6) Monstruosités.
(7) Traité d'Anat.

blable que celle de l'emboitement, ne compte pas un plus grand nombre de partisans.

Si l'on fait abstraction de ces deux dernières hypothèses, il est certain que le système des ovaristes réunit en sa faveur le plus de suffrages et de probabilités ; plus conforme à la disposition organique des parties, il se prête aussi plus volontiers aux lois physiologiques. Il est vrai qu'ici l'homme ne coopère à la génération que d'une manière, pour ainsi dire, secondaire, c'est-à-dire, en fournissant seulement le principe qui doit animer les germes sécrétés par les ovaires ; de plus, on a objecté la difficulté d'expliquer, d'après ce système, la ressemblance des enfans avec les pères, les hérédités morbides, etc. Mais écoutons à cet égard ce que dit le professeur Richerand (1).

» L'embryon imperceptible a tout au plus la consistance d'une glu légèrement visqueuse. Un corps si peu consistant doit être très-impressionnable, et la semence du mâle, appliquée à sa surface, doit lui imprimer de puissantes modifications. Il en est de l'action de cette liqueur sur l'embryon encore tendre, comme de celle d'un cachet qui se grave sur la cire molle qui conserve son empreinte. L'impression est d'autant plus profonde, la ressemblance d'autant plus parfaite que le mâle s'est porté à l'acte avec plus d'énergie. » Si cette explication manque de vérité, on ne peut nier toutefois qu'elle ne soit spécieuse et

---

(1) Nouv. Élémens de Physiologie.

vraisemblable ; l'exemple des hybrides ou des animaux appartenant à des espèces différentes, témoigne en sa faveur par la ressemblance du mâle au dehors et par celle de la femelle au dedans.

De la Liqueur séminale.

Le sperme est secrété comme on sait, par les testicules, c'est par le produit de ce fluide que l'espèce se regénère. Non seulement elle répare les pertes de la génération, mais elle procure encore des sensations physiques qui commandent impérativement le rapprochement des deux sexes. Chez tous les animaux, nous avons déjà dit que, cette matière se portait dans les sinus des vaisseaux séminifères, pour se diriger ensuite vers les canaux déférens qui le transmettaient dans les vésicules séminales. Ce fluide est un esprit, auquel on a donné le nom d'*aura seminalis* comme nous allons le démontrer.

Qu'on veuille bien se rappeler que nul conduit dans notre économie, n'a une densité de tissu plus serrée, ni un diamètre plus étroit que celui du canal déférent ; on peut à peine y faire passer une fine soie de sanglier : comparée à la capacité de la trompe utérine, cette dernière a à-peu-près trois fois son diamètre. Cette organisation doit aider à conclure que l'aura séminalis est transmis sans mélange dans les vésicules séminales. Examinons cette assertion et ses conséquences.

La semence humaine renfermée dans les vésicules

séminales a perdue sa purité primitive, par son agrégation avec les fluides des vésicules séminales; lors de son émission, il s'opère une nouvelle agrégation avec les matières visqueuses de la prostate et de l'urètre. C'est dans cet état qu'elle est projettée en dehors, et tandis qu'elle a conservé sa chaleur, on devra se hâter d'en faire l'analyse. Formée incontestablement de trois parties bien distinctes; l'une fluide, visqueuse, d'un blanc grisâtre, l'autre grumeleuse, épaisse et blanchâtre, la troisième partie se présente sous forme de vapeur incolore, presque invisible, elle est quelquefois si subtile, si éminemment volatile, qu'elle ne peut être appréciée que par l'odeur particulière et spéciale qu'elle exhale et qui a été comparée à celle que répandent plusieurs semences végétales, notamment celle du châtaignier. C'est pour cela qu'on lui a donné le nom d'aura seminalis. Le sperme a une saveur plus ou moins salée, selon la quantité d'aura seminalis et la vigueur du sujet. Quelques auteurs ont avancé que cette partie de la semence était la seule qui portée vers l'orifice de l'utérus, dut opérer la fécondité. Voici toutefois quelques expériences qui nous ont paru justifier cette opinion.

En 1808, étant attaché au service de santé de la princesse Pauline, M. Morsaqui, savant et modeste naturaliste de Turin, voulut bien m'admettre avec M. Prinseteau, médecin principal d'un corps d'armée, à la répétition de ses expériences sur la génération; la semence d'un chien était reçue dans la partie évasée d'une espèce d'entonnoir recourbé sur lui-même à cet effet, long de deux pouces environ, dont l'autre extrémité sous forme cylindoïde, pénétrait de deux à trois pouces dans le vagin d'une chienne en chaleur, pour y introduire l'aura seminalis. Sur trente essais rigoureusement observés, dix-huit chiennes conçurent. Nous obtînmes le même résultat sur deux jumens, mais après un assez grand nombre d'essais, à cause de l'indocilité du cheval andaloux qui servait à nos opérations. Nous avons observé dans ces différents cas, que lorsque la semence a été exposée à l'air pendant quelque temps, elle devenait moins prolifique et même perdait toute sa qualité fécondante. Une seule chienne fut fécondée avec la semence que nous avions agitée pendant cinq minutes à l'air libre. Il est arrivé aussi, que lorsque nous voulûmes nous servir d'un plus long tube, la conception ne put s'effectuer.

Il résulte d'autres faits, que l'aura seminalis, doit s'éjourner un temps déterminé dans les vésicules séminales pour y subir des phénomènes particuliers et devenir prolifique. D'un autre côté aussi, la semence pour être vivifiable, ne doit pas rester trop long-temps dans ses réservoirs. On voit des personnes qui se livrent trop fréquemment aux fonctions coïtales finir par ne projeter qu'un fluide visqueux, sans l'odeur spéciale qui annonce la présence de l'aura seminalis et par conséquent impropre à la fécondation ; tandis que d'autres qui se condamnent au célibat ou à une continence prolongée, perdent une grande partie de l'aura seminalis qui, par l'essence subtile dont elle est formée, tend toujours à s'échapper et à quitter les parties visqueuses et muqueuses qui lui servent de véhicule.

J'ai souvent été consulté pour remédier aux empêchemens prolifiques, sur des individus parfaitement conformés, dont la semence était semblable à celle des ennuques à qui la castration aurait été faite quelques années après la puberté. La semence n'a acquis sa qualité prolifique que par un traitement méthodiquement suivi, comme on le verra dans le cours de cet ouvrage.

Je dois faire remarquer qu'en Turquie et dans d'autres contrées du levant, j'ai eu plusieurs fois l'occasion d'examiner cette matière que rendent les ennuques qui ont conservés la faculté de l'érutilité du membre viril; sans saveur, sans odeur, elle a la consistance de la glu plus ou moins épaisse et d'un blanc cendré. Quelques-uns de ces individus sont très enclins aux plaisirs vénériens, ils subissent les phénomènes de la consomption lorsqu'ils abusent de leurs sensations; ils meurent promptement, soit par le coït, soit par la masturbation. J'ai connu Velutti, célèbre chanteur, à qui son père chirurgien italien avait enlevé les deux testicules dans un âge tendre, dans le but de le placer à la chapelle papale; il eut une maîtresse à Londres, et détruisit sa santé dans ses fréquens rapports avec elle.

Qu'on porte un examen sur les femmes qui conçoivent contre la volonté de leurs maris, alors même que ceux-ci cherchent à tromper le vœu de la nature. Les exemples de grossesse *sine concubitu* rapportés par plusieurs auteurs (1), sont encore des témoignages qui doivent déposer en faveur de cette opinion, d'où je conclu que l'aura séminalis, est l'esprit vivifiant, tandis que les autres fluides ne sont que ses véhicules (2).

Les effets de la liqueur séminale, agissent avec tant de force sur la plupart de nos fonctions organiques ou relatives, qu'on peut les comparer dans quelques circonstances, à une puissance impérieuse qui commande despotiquement à toutes les actions de notre organisation. La brute aussi bien que l'animal raisonnable sont soumis à cet empire.

Voyez ce fier étalon, à l'attitude vive, altière, qui en sortant de sa loge pour accomplir l'œuvre de la génération, se porte seulement sur ses jambes de derrière, à peine si deux palfreniers peuvent le contenir et modérer son odeur amoureuse. Son odorat le dirige, il hennit avec force, aussitôt qu'il aperçoit l'objet de sa convoitise, ses appas le transportent, ses flancs battent, sa respiration devient bruyante, il semble que ses facultés vitales soient subitement augmentées, une fièvre brûlante l'agite, le dévore. Le voilà aux prises, combattant en vigoureux athlète; mais, dès qu'il a gagné la victoire tous ces phénomènes s'appaisent su-

---

(1) Plempuis, de Graaf, Johnson.
(2) Voyez Annales de Chimie, Expériences sur le sperme humain, par Vauquelin.

bitement, il devient triste, son regard paraît honteux, il marche lentement, la tête baissée, il se laisse conduire avec docilité par un faible enfant. De même l'homme qui a rempli les fonctions copulatrices, a perdu une grande partie de ses forces, il a besoin de repos et de sommeil pour les réparer et rétablir l'harmonie de ses fonctions physiologiques. Venette dit avec raison, que l'homme est de tous les animaux celui qui s'épuise le plus dans les fonctions de la reproduction. Un seul épanchement lui cause plus de faiblesse si nous voulons en croire Avicenne et l'expérience, que quarante fois autant de sang qu'on pourrait lui tirer.

Est-il nécessaire de rapporter même brièvement l'opinion de quelques philosophes anciens, qui regardaient la matière spermatique, comme dérivant immédiatement des âmes, matérielle et spirituelle? Les plus remarquables d'entre ces philosophes, sont Épicure, Socrate, Aristote. Platon pensait que cette liqueur était sécrétée par la moelle dorsale; Pythagore la faisait venir de l'écume du sang ; enfin Démocrite, Hippocrate, Démosthène croyaient que ce fluide provenait de toute l'économie animale. On ne finirait pas si on voulait rapporter toutes les hypothèses ou rêveries des hommes de tous les temps, qui ont cherché à expliquer l'origine et les phénomènes que comporte cette liqueur.

Des Fonctions copulatrices.

Les fonctions de la reproduction consistent dans

la réunion de parties sexuelles différentes qui s'opèrent de la manière suivante.

Les organes destinés à remplir cet acte, doivent être convenablement disposés ; d'une part par l'érectisme du membre génital de l'homme, dont les vaisseaux des deux corps caverneux et du tissu spongieux de l'urétre sont remplis de sang, tandis que d'une autre part, les autres parties qui composent l'appareil génital, concourent puissamment à l'œuvre de la reproduction par l'action suivante : les vésicules séminales stimulées par la présence de la liqueur prolifique, se ressèrent sur elles-mêmes, en vertu des propriétés contractiles de leurs tissus, et compriment de toutes parts les liquides qu'elles renferment. Les muscles releveurs de l'anus convulsés en même temps par l'effet sympathique de l'orgasme vénérien, exercent sur ces liquides la même pression et les forçent ainsi de pénétrer dans les conduits éjaculateurs, qu'ils franchissent sans obstacle pour arriver dans la partie inférieure de l'urètre au voisinage du *verumontanum*. La glande prostate comprimée par les parties voisines, où se resserant par une force contractile qui lui est propre, verse dans l'urètre, près de l'orifice des conduits éjaculateurs, une humeur limpide, visqueuse, qui se mêle aux fluides de la semence. La présence de ces liquides réunis dans la partie inférieure de l'urètre y cause tout à la fois une dilatation et une sensation voluptueuse, qui ne tardent pas à exciter la contraction des muscles bulbo-caverneux et transverses du périnée, qui à leur tour pressent la semence contenue dans le canal de l'urètre et la forçent à son expulsion sous forme de jets. L'appareil génital de la femme, excité par des désirs sous l'influence du sang qui pénètre tous ses tissus, est convulsé par les nombreux filets nerveux qui s'épanouissent sur toutes ses parties.

Les organes ainsi disposés ; le membre viril pénètre le canal vulvo-vaginal, dans une position convenable : tous les organes de la génération exercent alors simultanément et avec réciprocité de rapports, un travail spécial qui détermine chez l'homme, l'éjaculation de la liqueur séminale, de la manière dont nous venons de l'expliquer, qui est lancée avec force sur l'orifice utérin ; et chez la femme, l'émission de substances muqueuses sécrétées par des glandes plus particulièrement situées autour du clitoris. Tout le corps a participé à cette œuvre laborieuse et convulsive, il semble que toutes les autres fonctions relatives ou organiques, aient suspendues leur existence où toute action spéciale, pour participer à celle de la reproduction. Borden, dit, qu'il semble dans cet instant que la nature ait oublié tout autre fonction, et ne soit occupée qu'à rassembler ses forces et à les diriger vers le même organe.

Les positions copulatrices doivent se varier selon les dispositions sexuelles dans le but de porter la liqueur spermatique sur l'orifice de la matrice. La plupart sont indiquées aux articles qui traitent des lésions ou des directions vicieuses des organes de la génération.

Fonctions organiques de la reproduction.

Nous pensons qu'au moment ou la liqueur séminale est versée sur le museau de tanche, l'utérus sur-excité, vivement animé, semble attendre avec empressement l'aliment dont son appétit est si vorace; tandis qu'en même temps, les pavillons des trompes de fallope, sont dans un érétisme complet et embrassant les ovaires (1). En effet, à mesure que le sperme est lancé par le membre viril sur l'orifice de l'utérus, il s'en empare avec avidité par une succion que j'ai nommée spermatique, c'est à cette fonction spéciale du col de l'utérus qui le transmet dans son corps, que l'aura seminalis se dégage de ses véhicules pour traverser l'étroit conduit de la trompe de fallope, qui par des mouvemens ondulatoires le dirige sur un ou plusieurs œufs. Alors l'aura seminalis en pénétrant les membres dont ils sont revêtus, mêle ses atômes aux substances des œufs et leur imprime les élémens de la vie. L'œuf fécondé par la semence de l'homme se gonfle, se tuméfie, prend une couleur jaunâtre et se détache au bout de quelques jours. La trompe utérine dont le pavillon est resté appliqué sur l'ovaire pendant tout le temps de la conception, reçoit le germe homocule

---

(1) De Graaf, auteur déjà cité, M. le professeur Magendie, ont démontré par des expériences, que pendant l'acte copulateur, il y avait érection et application des pavillons des trompes sur les ovaires.

et le dépose dans la matrice (1) ou il s'y greffe en quelque sorte, reçoit les élémens pour son développement et après avoir passé le temps de la gestation dans ce domicile, la nature le lance dans le monde.

Quel que soit le système auquel le physiologiste s'arrête pour expliquer la génération, il est forcé de reconnaître que cette fonction exige dans les rapports sexuels, un concours de conditions physiques et morales sans lesquelles elle devient nécessairement impossible ou infructueuse. Abandonnons le champ des hypothèses pour suivre et apprécier dans les deux sexes ces diverses conditions. Elles sont relatives, 1o aux organes de rapprochemens ou de conjonction; 2o aux organes de sécrétions ou de fécondation; 3o aux organes d'éducation ou de conservation; 4o enfin à une foule d'autres considérations importantes qui portent obstacle à la fécondation.

---

(1) Voyez les Tableaux sur l'Embryologie de M. le professeur Velpeau.

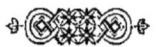

CHAPITRE II.

DE L'ÉTIOLOGIE ET DE LA THÉRAPEUTIQUE DE LA STÉRILITÉ.

Comme les causes de la stérilité constituent pour la plupart, autant de maladies réelles, nous avons cru devoir étudier dans un même chapitre ces deux objets qui, comme l'a dit un ancien, devraient toujours se suivre comme l'ombre suit le corps. Ce n'est, en effet, qu'en adaptant la médication d'une maladie à sa cause que l'on peut espérer de la guérir. Pour établir quelque ordre dans l'exposition de telles matières, nous suivrons le plan d'après lequel nous avons décrit les organes génitaux dans les deux sexes; et pour n'omettre aucune des circonstances dont il s'agit, nous allons reproduire, sous forme de tableau, la même distribution où nous rappellerons d'abord l'ensemble des causes de la stérilité, pour les étudier ensuite isolément, et présenter les moyens de traitement que chacune d'elles peut réclamer.

I.re SECTION.

DE LA STÉRILITÉ CONSIDÉRÉE DANS L'HOMME.

ARTICLE PREMIER.

Maladies de l'appareil génital, considérées dans l'homme comme cause de stérilité.

§ I.er MALADIES DES ORGANES DE CONJONCTION.

1° *Absence du Pénis.* Il existe plusieurs exemples de ce vice de conformation qui peut être congénial ou accidentel. Schenk (1) et Cattier (2) ont rapporté deux observations très-remarquables de la première espèce. M. Foderé a également consigné dans sa *Médecine légale* (3), l'histoire d'un jeune soldat, qui, avec des testicules bien conformés, n'avait à la place du pénis, qu'un bouton semblable à un mamelon perforé à son extrémité, d'où sortait par le frottement une humeur blanchâtre ayant l'aspect du sperme. L'ablation du pénis par une opération chirurgicale, par la morsure d'animaux, par une brûlure, peut aussi donner lieu à ce vice de conformation.

---

(1) Observat. Medic., lib. IV.
(2) Observ. Med., N.º 19.
(3) Tome I.er, page 564.

Bien que l'absence de la verge soit généralement regardée comme une cause d'impuissance absolue, il n'est cependant pas sans exemple que des individus privés de cette partie, aient pu se montrer aptes à la génération ; il suffit, en effet, pour opérer la fécondation, que le membre viril offre à l'extérieur une saillie qui permette l'introduction de la semence dans les parties sexuelles de la femme. Il est d'ailleurs possible que dans certains cas l'art vienne au secours de la nature pour favoriser cette dernière condition. En voici un exemple :

M. le lieutenant colonel L.*** reçut à la bataille de Wagram une balle qui traversa la partie moyenne de la verge. Les accidens inflammatoires acquirent en peu de jours un tel degré d'intensité que tout le membre fut frappé de gangrène. L'amputation, qui était le seul moyen de conserver les jours du blessé, fut pratiquée par M. Richard, chirurgien-major de l'Hôpital de Vienne, où le blessé avait été transporté, et où j'eus occasion de lui donner des soins.

M. L.*** qui s'était marié quelques jours avant son départ, sentait vivement à son retour le besoin de payer à sa jeune épouse le tribut conjugal. Ayant eu occasion de le voir à cette époque, il m'entretint longuement de son infirmité qui semblait lui ôter, avec les droits d'époux, tout espoir de paternité ; dans cet état de choses, je ne vis d'autre moyen à lui conseiller que l'appareil suivant : je fis fabriquer en gomme élastique, une espèce de cône long de cinq pouces et demi, ouvert à ses deux extrémités dont la plus étroite embrassait le col de l'utérus, tandis que l'autre plus évasée était adaptée au moignon de la verge. Un suppositoire de gomme élastique fut placé dans le rectum, en même temps que de légers frottemens pratiqués sur le périnée avaient pour but d'exciter la contraction des vésicules et des muscles éjaculateurs, et de favoriser ainsi l'émission de la semence : à l'aide de ces moyens madame L.*** put donner à son mari les plus précieux gages de son amour. Elle obtint ainsi deux fois le bonheur d'être mère.

2° *Excès de dimension du pénis*. Quelques auteurs, entr'autres M. Fodéré, ont considéré la longueur démesurée du pénis comme une cause de stérilité ; si l'on ne peut admettre cette proposition d'une manière générale, il faut toutefois convenir que cette circonstance peut dans quelques cas nuire à la fécondation par les vives douleurs qu'elle cause à la femme ; ajoutons aussi, comme précepte général, que l'introduction trop profonde du pénis au terme de l'acte vénérien, est moins favorable à la fécondation, en ce que la semence pénètre alors moins facilement dans l'orifice de l'utérus. Mais l'art peut facilement obvier à un tel inconvénient au moyen d'un bourrelet placé sur la vulve et perforé à son centre pour recevoir le pénis.

3° *Petite dimension du pénis*. Voyez article, *anaphrodisie*. J'espère avoir prouvé et démontré comment j'ai développé les tissus du corps caverneux, par des moyens simples et physiologiques. Maintenant on pourra effacer des traités de médecine, qu'il n'est plus exact de dire que la petitesse du membre génital est une cause absolue de stérilité.

4° *Vices de direction du pénis.* Le pénis présente chez certains individus une direction qui, en détruisant les rapports naturels des parties sexuelles, peut empêcher la pénétration du fluide séminal dans l'orifice utérin, et rendre ainsi le coït stérile, si, au moyen de précautions dont il est facile d'apprécier le but, l'on ne cherche à corriger une telle conformation. Cette circonstance peut être aussi l'effet d'une simple courbure du gland par le tiraillement du frein pendant l'érection ; il suffit alors pour rendre au pénis sa rectitude, d'inciser le frein avec des ciseaux et de s'opposer à l'adhérence des parties divisées, au moyen de quelques brins de charpie interposés entre les lèvres de la petite plaie.

Il peut également arriver que des tumeurs quelconques développées dans la substance du pénis lui impriment une direction vicieuse et deviennent des causes accidentelles de stérilité. M. Patissier a consigné dans le Dictionnaire des sciences médicales (1) deux exemples de *concrétions ossiformes* assez volumineuses pour opérer cet effet et gêner l'émission de la semence et de l'urine. L'un et l'autre cédèrent à l'emploi des frictions mercurielles pratiquées sur le trajet de la tumeur pendant l'espace de vingt jours.

---

(1) Tome XL, page 183.

La *dilatation anévrismale* des corps caverneux et de l'urètre peut également donner lieu à un vice de conformation du pénis. Albinus (1) et le professeur Richerand (2) ont cité chacun un exemple de rupture de la membrane fibreuse des corps caverneux. J'eus occasion d'observer le même accident, il y a quelques années, chez un colonel de cavalerie, à la suite de violens efforts dans l'exercice du coït; indépendamment d'une hémorragie inquiétante qui eut lieu à l'instant même, il se manifesta peu de temps après, à l'endroit de la rupture, une tumeur assez volumineuse qui augmentait au moment de l'érection, quoique l'extrémité de la verge conservât alors un état de mollesse et de flaccidité : le chirurgien-major du régiment et moi, conseillâmes au malade de faire usage d'un cylindre de gomme élastique propre à recevoir le pénis, et disposé de manière à exercer une compression sur la tumeur anévrismale, tout en se prêtant aux changemens de dimension de l'organe. M. D.***, après deux ans de mariage, avait acquis le titre de père, bien qu'il ne puisse remplir l'acte conjugal qu'au moyen de l'instrument dont il s'agit. Depuis, j'ai rencontré dans ma pratique plusieurs cas semblables à celui-ci, qui pour la plupart ont eu le même résultat en employant le même procédé.

5° *Bifurcation ou duplicité du pénis*. Plusieurs au-

---

(1) *Annotat. anatom.*
(2) Nosograph. Chirurg.

teurs, entr'autres Schenk (1), Weikard (2) et M. Marc (3), ont rapporté des exemples de duplicité du pénis ; mais personne que je sache, n'a encore considéré ce vice de conformation sous le rapport de la stérilité. Toutefois, s'il n'exclut pas constamment la faculté génératrice, il peut opposer plus ou moins de difficultés à l'acte copulateur, et devenir même une cause d'impuissance absolue et incurable, quand l'angle de bifurcation est tel que dans aucun cas il ne puisse y avoir conjonction des sexes.

6° *Imperforation du prépuce et du gland.* Lorsque l'imperforation du prépuce et du gland existe, les fluides qui s'écoulent par le canal de l'urètre, doivent nécessairement se frayer une issue autre part. Il est facile de remédier à ce vice de conformation par un procédé opératoire au moyen d'un bistouri étroit, d'un trois quart et de canules d'argent ou de gomme avec un pansement convenable.

7° *De l'hypospadias.* Nous voilà arrivé à un des cas les plus importans, les plus graves des maladies du membre génital. Dans les temps modernes la plupart des praticiens regardent encore ce vice de conformation, comme l'écueil de la chirurgie. Beaucoup d'auteurs, nommément Haller (4), Eschenbach (5), Mahon, etc.,

---

(1) *Lib.* 4, *obs.* 8.
(2) Annal. Méd.
(3) Dict. des Sc. Méd., vol. XXIV.
(4) Cours de Médecine légale.
(5) Médecine légale.

ont avancé que cette circonstance était une cause absolue de stérilité. Plusieurs observations rapportées par Schenk (1), petit-Radel (2), Koop (3), etc., tendent néanmoins à infirmer cette proposition : mais pour décider jusqu'à quel point l'hypospadias peut nuire ou empêcher la fécondation, il est nécessaire d'établir les démarcations que présente cette affection, soit relativement à son siége, soit dans les circonstances où on peut espérer le succès d'une opération chirurgicale.

On donne le nom d'hypospadias, à un vice de conformation, dans lequel l'orifice du canal de l'urètre, s'ouvre en dessous du membre génital ; il se présente sous des formes différentes, de situation de lieu, qui le rendent plus ou moins difficile et quelques fois impossible d'en obtenir la curation. Plus il est rapproché du gland, plus les chances de succès sont favorables.

Dans le plus grand nombre de ces cas, l'issue de l'urètre se termine à la base du frein du prépuce près de la fosse naviculaire. Dans quelques circonstances, la fécondation sans doute pourra encore s'opérer. J'ai vu quelques sujets qui ont engendré malgré cette disposition. Morgagni, Sabatier qui lui-même était hypospade, Dupuytren, Boyer, le professeur Richerand et le docteur Maltati de Vienne, ont connu des hom-

(1) Observ. Médic.
(2) Encyclop. Méthod.
(3) Annal. de Méd. pol.

mes qui ont été pères de plusieurs enfans, quoiqu'ils eussent l'urètre au-dessous du gland. Dans les mêmes circonstances, la fécondation n'a pu avoir lieu parce que le gland était trop recourbé en bas pendant l'érection ; l'ouverture de l'urètre se trouvait bouchée par cette direction, l'émission séminale ne s'opérait que très-imparfaitement et même pas du tout. La matière spermatique entrait dans le canal pendant l'érection du membre génital : elle perdait sa vertu prolifique, lorsque déjà les dispositions des organes génitaux n'existaient plus.

L'hypospadias peut être double, en formant deux ouvertures, l'une plus petite près de l'extrémité du gland, l'autre vers la fosse naviculaire, rarement communiquant ensemble : cette dernière seule livre passage aux fluides naturels. D'autres fois, il se trouve placé dans d'autres points du canal urétrant, devant ou derrière le scrotum. Son orifice dont la grandeur varie, est toujours assez grand pour donner issue à l'urine et à la matière spermatique. L'urine sort par jet, tandis que la matière séminale tombe en petits caillots ou en gouttes filamenteuses, d'autres fois elle s'écoule le long du périnée. Dans ces derniers cas d'hypospadias, il y a presque toujours impossibilité absolue de fécondation.

Il s'agit maintenant de reconnaître le procédé opératoire le mieux adapté aux circonstances dont il s'agit. J'ai déjà dit que la plupart des auteurs anciens et mêmes les modernes ont conseillé d'abandonner ces lésions en annonçant que l'art ne saurait y remédier, qu'il suffirait d'examiner ces lésions pour faire comprendre l'insuffisance et même l'impossibilité physique de tenter un procédé opératoire en raison de la composition des tissus de l'urètre, de l'hémorragie, de l'inflammation particulièrement, de l'écoulement continuel de l'urine qui porteraient toujours un obstacle à la cicatrisation des lèvres avivées de ces ouvertures contre nature. Sans vouloir approfondir toutes ces difficultés, et tous les moyens qu'on a tentés infructueusement, bornons-nous à citer quelques exemples d'un succès certain avant d'exposer nos procédés opératoires. Le bulletin des sciences médicales de la société de médecine du département de l'Eure, a publié l'observation d'un hypospadias congénial (1) occupant la partie inférieure du pénis, à une distance d'un travers de doigt de la base du gland; l'opération suivante fut pratiquée. Le chirurgien plongea un trois quarts, armé de sa canule dans l'épaisseur du gland, et le dirigea d'avant en arrière et un peu obliquement de haut en bas, jusqu'au delà du méat urinaire, pour retenir ensuite le poinçon de l'instrument dont il laissa à demeure la canule, lui substituant dans la suite une bougie de gomme élastique jusqu'à parfait rétablissement du canal.

Observation. Cette opération incomplète n'avait procuré aucun avantage réel, l'urine devait continuer

---

(1) Nº de janvier 1822, Dissertation de M. Ledos.

de couler par l'ouverture contre nature, à plus forte raison la matière spermatique devait suivre la même direction.

On trouve un exemple d'hypospadias plus concluant que celui que nous venons de rapporter, guéri par M. Marestin, chirurgien en chef de l'hôpital de l'île d'Oleron, consigné dans le journal ou recueil périodique de la société de médecine; tom. VIII pag. 116. Il s'agit d'un militaire âgé de 34 ans, il portait depuis sa naissance une perforation de l'urètre à la partie antérieure du périnée qui livrait passage à l'urine et à la matière séminale. M. Marestin, pour reconnaître le vice contre nature introduisit par cette ouverture un stylet boutonné qu'il dirigea en arrière en le faisant parvenir facilement dans la vessie; ensuite il fit parcourir son stylet dans toute la longueur de la partie antérieure de l'urètre, jusqu'à l'extrémité du gland, dont l'occlusion était formée par une membrane épaisse. Malgré l'opinion généralement adoptée, que l'opération n'aurait aucun succès, il la tenta, voici le résultat : le malade convenablement placé, entouré d'aides, M. Marestin procéda ainsi à l'opération. Il porta un stylet boutonné dans l'ouverture contre nature le dirigea sur la membrane qui fermait le gland qu'il incisa; il aviva ensuite les bords de l'ouverture périnéale, plaça dans l'urètre une sonde d'argent, qu'il fit parvenir jusque dans la vessie; il rapprocha les bords avivés à l'ouverture et les maintint par une suture entortillée; six jours après la cicatrice paraissant faite, M. Marestin retira les aiguilles ainsi que la sonde qu'il avait laissée dans la vessie. Malgré toutes les précautions possibles, la sonde ne put être retirée sans de vives douleurs en déchirant la cicatrice urétrale encore mal affermie. Une nouvelle sonde fut introduite, des saignées, une diète sévère, l'usage de fomentations émollientes, des boissons délayantes conduisirent complètement la cicatrice à une heureuse consolidation : il ne resta qu'un rétrécissement de l'urétre à l'endroit de la cicatrice qui avec le secours des bougies, céda entièrement.

A la suite de ces deux observations je vais placer celles qui me sont personnelles. Si j'ai gardé le silence dans les précédentes éditions de cet ouvrage, c'est afin de n'émettre que des faits authentiquement observés, souvent répétés, dont le résultat a produit le bonheur de quelques familles en leur donnant un gage de leur amour, en effaçant le préjugé partagé par quelques auteurs, tels que les célèbres Boyer, Astley-Cowper et beaucoup de praticiens non moins célèbres qui ont émis l'opinion que l'art est impuissant pour guérir ces sortes de lésions contre nature.

PREMIÈRE OBSERVATION.

Un grand personnage d'Allemagne me fut adressé sur la fin de l'année 1831, âgé de 47 ans, de haute stature, grêle, mince, il portait congénialement un hypospadias ovale, large, à bords dentelés inégalement minces, située entre les deux testicules ; scrotum lâche, pendant, souvent sali par de l'urine : lorsqu'il oubliait le soin de relever les testicules pour uriner, l'urine sortait alors par jet , la matière séminale s'écoulait par gouttes sous forme de crachat ; le membre génital long de six pouces environ dans son éritilité presque toujours incomplète et douloureuse était recourbé sur l'urètre , formait un quart de cercle à peu près ; le gland était bien fait, découvert, un peu gros ; le frein manquait. Pour reconnaître la nature de ce vice de conformation je portai un stylet boutonné dans l'hypospadias, j'essayai vainement de le faire pénétrer le long du canal dans la partie antérieure, je ne tardai pas à reconnaître son imperforation entière. Toutefois la forme de l'urètre était bien tracée, établissant une espèce de gouttière entre les deux corps caverneux jusqu'à la fosse naviculaire; d'un autre côté le stylet pénètra facilement dans la vessie ; cela étant reconnu , voici le traitement que j'employai, ainsi que le procédé opératoire. Un régime doux, des bains, des boissons délayantes furent prescrites ; des embrocations sur le membre génital ; ensuite l'application du congesteur sous des formes différentes, qui par une extension graduée, soutenue, souvent répétée avec beaucoup de ménagement et même quelque difficulté, j'obtins en huit mois le rétrécissement du membre viril, c'est-à-dire que les trois membranes, muqueuse, cellulaire et spongieuse, ainsi que les faisceaux musculaires qui se trouvent dans le tissu spongieux s'allongèrent d'environ quatorze à quinze lignes. Les choses ainsi disposées ; je fis placer mon malade dans une situation convenable.

D'abord j'appliquai un congesteur sur le tiers environ du membre génital, qui après avoir été congesté, fut dirigé sur la ligne blanche et maintenu par un aide ; j'introduisis une sonde à dard (fabriquée à cet usage) dans l'ouverture hypospade, je la dirigeai d'arrière en avant, pour diviser la membrane qui bouchait l'entrée du canal. Après quelques résistances, je fis pénétrer l'instrument environ six lignes. Après avoir retiré le congesteur qui n'était plus nécessaire pour maintenir le pénis, je remplaçai la sonde à dard, par une sonde d'argent droite. Insensiblement j'arrivai sans beaucoup d'efforts jusqu'à l'extrémité du gland, qui était imperforé par une membrane épaisse, et qui fut aussi divisé par une sonde à dard caché. Une sonde droite en gomme un peu plus grosse que la sonde à dard, fut placée à demeure en dépassant les ouvertures de quelques lignes. Il faudra remarquer que cette partie du canal de l'urêtre, qui s'étendait depuis l'ouverture hypospade jusqu'à l'extrémité du gland, paraissait parfaitement déssinée et formée de ses tissus ordinaires. Ses parois sans être précisément adhérentes, étaient pressées sur elles-mêmes en formant un cordon. Les pansements furent convenablement dirigés ; les phénomènes de la suppuration, de la cicatrisation, eurent lieu sans accidents ; le quarantième jour, cette portion du trajet de l'urêtre, recevait facilement une sonde qui parvenait jusques dans la vessie par où l'urine s'écoulait.

Le malade étant bien rétabli de cette première opération, il fallut procéder à la seconde.

Placé sur une table solide, après avoir été convenablement préparé, la vessie vidée, j'avivais avec le plus grand soin les bords hypospades, en enlevant toutes les languettes dentelées avec des ciseaux courbès à cataracte. (L'opérateur doit porter toute son attention pour que tous les bords, soient entièrement avivés, de là dépend souvent le succès de l'opération.) Cela fait, j'introduisis une sonde en vermeil de moyenne grosseur afin de ne pas trop tirer les tissus sur lesquels j'opèrais, et surtout, de ne point déchirer les plaies avivées. Quatre aiguilles fines furent posées, les bords hypospades rapprochés et maintenus par un fil ciré de soie et peu serré, l'hémorragie fut presque nulle. Il n'y eut aucun accident remarquable jusqu'au troisième jour. L'urine peu abondante avait coulé par la sonde. Il survint de l'inflammation sur la plaie, les bords s'engorgèrent ; je desserrai un peu le fil de soie : elle fut nétoyée, avec une décoction émolliente, pansée avec un plumaceau de charpie, enduit légèrement de cérat. Une saignée au bras fut pratiquée, une diète rigoureuse fut observée, les accidents se calmèrent ; les bourgeons s'élevèrent sur la plaie, un léger suintement paraissait sur le trajet d'une aiguille qui fut enlevée le huitième jour. Ce trajet, ainsi que les bourgeons furent touchés avec du nitrate de mercure affaibli. Le onzième jour la sonde fut retirée, le malade resta sans sonde trois jours. Il survint un peu de gêne pour uriner, une nouvelle sonde fut introduite, le vingtième jour, le malade était parfaitement convalescent, la cicatrice paraissait solide, on sentait en la palpant un retrécissement de l'urêtre qui disparut par l'usage des bougies.

Deuxième Observation.

M. Du*** après avoir consulté les professeurs Dubois et Roux, vint me faire part de leurs avis et me demanda le mien. Ce jeune homme portait depuis sa naissance un hypospadias situé à trois pouces et quelques lignes du sommet du gland. Cet orifice, évasé, large et long de six lignes, à bords durs comme calleux, laissait apercevoir l'intérieur du canal de l'urètre : on pénétrait facilement dans la vessie avec une sonde. Le reste du canal de l'urètre paraissait bien dessiné; un stylet boutonné le parcourut rapidement jusqu'au sommet du gland qui était imperforé. Je conseillai l'opération ; ce jeune homme ne consentit à s'y soumettre qu'après avoir consulté ses parens et pris l'avis de notre vénérable maître qui ne s'y opposa pas, et désira y être présent. Au jour convenu, le malade préparé, la sonde à dard perfora facilement la membrane qui formait l'occlusion. Quelques jours suffisent pour obtenir la cicatrisation, et établir le cours de l'urine au moyen d'une sonde. La seconde opération présentant beaucoup plus de difficultés que dans l'hypospade de la première observation. J'ai dit que les bords de cette ouverture étaient calleux, il fallut enlever une grande partie de la substance pour aviver les bords, en sorte qu'il ne restait à peu près qu'un peu moins de la moitié du diamètre du canal de l'urêtre : il fallut prendre une sonde d'un très petit calibre : je tentai le rapprochement des bords avec de très fines aiguilles anglaises, et ne pus en placer que deux : je fus obligé de faire six points de surge avec l'aiguille conduisant un fil de soie ciré ; du reste l'opération se fit sans accidents. Le malade fut abstreint de ne boire que quelques gorgées de limonade froide afin de diminuer la quantité d'urine qui coulait goutte à goutte par la sonde. Le troisième jour, il ressentit une vive douleur vers le col de la vessie; grande agitation, développemens du pouls: deux saignées furent successivement faites, trois applications de vingt sangsues chaque fois, furent posées à la marge de l'anus et au périnée, fomentation émolliente, etc. La pompe aspirante vuida plusieurs fois la vessie; la fièvre baissa, les douleurs s'apaisèrent sans cesser entièrement : les points de suture s'enflammèrent, l'engorgement intérieur, la fluctuation de l'urine qu'on sentait derrière la partie opérée, me forcèrent de retirer la sonde, qui fortement imprimée fesaient éprouver au malade de violentes douleurs. Plusieurs sangsues avaient été posées autour de la partie opérée ainsi que des cataplasmes, des bains émoliens, etc. Je fus contraint d'enlever les deux aiguilles le cinquième jour et de desserrer les points; en retirant la sonde elle déchira quelques portions de cicatrice mal affermies encore d'où s'échappèrent des flots d'urine; je fus forcé de couper les points de surget, le traitement délayant ne tarda pas à faire cesser tous les accidents. Les plaies de l'hypospade se guérirent promptement, son ouverture resta nécessairement plus grande; nous jugeâmes dèslors incurable cet hypospade, en raison de l'insuffisance des tissus urétraux qui ne permettaient plus d'être réunis. Le malade rétabli, je lui fis porter une sonde en gomme dont les parois fines augmentaient peu la capacité urétrale et rendaient l'impression de cette sonde peu sensible; il s'y habitua facilement, même pendant l'érection du membre viril. Dans cette position je fis exercer la copulation, je m'assurai qu'une grande partie de matière spermatique avait suivi le trajet de la sonde, qui ne dépassait que de quelques lignes l'ouverture contre nature. Ce jeune homme, âgé de vingt-six ans, d'une vigoureuse constitution, se maria et fit deux enfans à sa femme en trois ans.

Troisième Observation.

Je fus plus heureux dans l'observation qui suit, M. Sch..., fils d'un manufacturier anglais, âgé de 30 ans, taille moyenne, d'une constitution assez vigoureuse qu'il avait souvent altérée par de rudes travaux, n'avait jamais vu de femmes: ses parties sexuelles étaient développées, il urinait par une fente, disait-il, placée devant les testicules, il me fut facile de reconnaître un hypospadias, ovale, long de sept lignes.

Une sonde pénétra facilement dans la vessie, je portai un stylet boutonné dans la gouttière que présentait le corps caverneux qui formait l'autre partie du canal de l'urètre. Je parvins avec effort dans ce trajet jusques vers le tiers interne, je remontai du canal sans pouvoir pénétrer plus avant, des injections émollientes, huileuses, amenèrent quelques matières sébacées; la dilatation s'opéra par des sondes, enfin j'arrivai jusqu'à la fosse naviculaire, sans pouvoir traverser la partie urétrale du gland.

Il fallut se servir de la sonde à dard qui traversa cette partie dans la direction naturelle : il faudra remarquer que le gland recourbé sur l'urètre ne laissait aucune trace d'ouverture, il y avait unité de tissu sur toute la surface du gland sans frein, un très petit prépuce. L'hémorragie fut d'abord copieuse, elle s'arrêta par la compression, la sonde à dard était restée dans le canal de l'urètre ; elle ne put en être retirée que lorsque la suppuration fut établie, et remplacée par une bougie. Les accidents inflammatoires furent combattus par des soins antiphlogistiques. Le vingt-cinquième jour le canal parut cicatrisé, la bougie passait librement dans cette partie du canal.

L'opération hypospadiaque fut pratiquée comme dans la première observation avec un entier succès; cinq aiguilles continrent les bords avivés dans une parfaite unité, sans le moindre accident que quelques érections que j'apaisai par des lotions émollientes froides : le septième jour je retirai une aiguille; le huitième, deux ; le dixième, les deux autres sortirent aussi facilement, la plaie fut plusieurs fois touchée avec le nitrate acide de mercure étendu. La sonde étant retirée, l'urine s'écoula librement par le canal, néanmoins j'en replaçai un autre. Le vingtième jour le malade était parfaitement rétabli, la cicatrice bien consolidée ; environ deux mois après cette opération, M. Sch... désira s'exercer à l'acte coïtal, ses premiers essais furent nuls, l'application de l'érecteur pendant trois semaines, lui fournit tout le développement nécessaire du membre génital pour acquérir la facilité d'exercer la copulation.

Je termine cet article par deux autres observations.

Quatrième Observation.

Un individu marié depuis quatorze ans, ayant une femme de vingt-neuf ans, parfaitement apte à la reproduction, n'avait pu parvenir à la rendre mère malgré les avis de plusieurs célèbres médecins. Sa verge sans frein, recourbée sur elle-même, avait l'orifice de l'urètre sur la partie moyenne du périnée. Les érections étaient très franches, il opérait facilement la copulation, mais la semence s'échappait par l'ouverture contre nature sans pouvoir l'introduire dans le vagin ; la portion du canal qui se dirigeait vers la vessie était très libre, la sonde la parcourait facilement : le trajet de l'autre partie quoique bien dessiné entre les corps caverneux, était étroit, parsemé de matières sébacées. Le gland à peine perforé, des sondes, des bougies de différentes grosseurs, avec la sonde à dard pour pratiquer ou plutôt achever l'ouverture du gland donnèrent à l'urètre la capacité désirée. Six semaines après, l'opération fut pratiquée par une suture intortillée ; les plus grandes précautions furent prises, pour éviter les accidents inflammatoires et le contact de l'urine entre la sonde et l'hypospadias. La dernière aiguille fut retirée le septième jour. Enfin la cicatrice parut bien affermie le quinzième jour. Quelques temps après la copulation s'effectua librement, ce personnage ne tarda pas à obtenir la félicité de la paternité.

Cinquième Observation.

Un jeune français d'une grande famille, âgé de vingt-huit ans, un peu épuisé par les fatigues de la guerre, grand, d'un médiocre embonpoint très irritable, me fut adressé par le professeur Roux. Il était affecté d'un hypospadias, à trois travers de doigt en arrière de la fosse naviculaire, le gland imperforé était découvert entièrement, et sans frein fortement recourbé sur l'urètre. Cette ouverture échancrée dans sa longueur avait ses lèvres même dentellées, le cours de l'urine était franc et formait un jet fort lors de la non-érectilité du membre viril, la semence ne pouvait sortir qu'imparfaitement et par petites gouttes à cause de la courbure du membre. Le célèbre chirurgien de la Charité, approuva le traitement que je proposai, aidé des conseils et des lumières de nos honnorables confrères MM. les docteurs Nauche et Laurens qui m'assistèrent dans tout ce long et pénible traitement. La verge en érection avait la dimension de cinq pouces à peu près, l'urètre n'en avait que quatre et deux lignes ; plusieurs mois furent indispensables pour allonger les tissus de l'urètre, au moyen du congesteur. Nous obtînmes huit lignes ce qui fut jugé suffisant ; nous procédâmes à l'opération dans les dispositions suivantes. L'urètre paraissait se terminer vers la fosse naviculaire, le gland ne formait qu'une masse uniforme sans la moindre trace d'orifice ; il fut décidé de frayer un trajet à travers le gland, dans le lieu où il se trouve ordinairement, en tachant de ne toucher que le moins possible à ses tissus, et former pour ainsi dire la terminaison de l'urètre aux dépens des tégumens.

Une sonde sous forme d'un trois quart fut portée dans l'ouverture hypospadiaque, dirigée de bas en haut en suivant la direction normale. J'éprouvai beaucoup de résistance, j'arrivai enfin jusqu'au sommet du gland qui ne fut divisé que d'environ trois lignes. Je passai promptement une sonde qui arriva jusqu'à la vessie ; l'hémorragie d'abord abondante fut promptement arrêtée. Après avoir laissé reposer le malade qui était tombé en pamoison, il voulut contre nos avis unanimes, pressé qu'il était de quitter Paris, que l'autre opération fut pratiquée.

Les bords hypospades très amincis, ainsi que je l'ai déjà dit, furent enlevés, afin de pouvoir réunir dans la même suture tous les tissus de l'urètre. La difficulté de réunion fut très grande à cause du sang qui coulait abondamment et nous empêchait de placer nos aiguilles : néanmoins ces bords furent rapprochés et maintenus par la suture entortillée. Malgré l'investigation la plus soutenue, les soins les plus multipliés, il resta un peu de sang dans le canal ; le malade dès la première nuit qui succéda à l'opération, fut atteint d'une forte fièvre avec douleur de vessie, etc. Deux applications de sangsues au périnée, des cataplasmes émolliens, une saignée au bras, des boissons délayantes, une diète sévère, calmèrent un peu le malade, toutefois la douleur de la vessie, de l'urètre se renouvelèrent; un gonflement considérable se montra autour de l'ouverture opérée ; nous eûmes encore recours à l'emploi des sangsues et enfin aux bains émolliens. Le quatrième jour nous reconnûmes un suintement qui se faisait à travers la suture. Le cinquième nous fûmes obligé de retirer les aiguilles; beaucoup de matières fétides sortirent, avec de petits caillots de sang altéré, la plaie fut pensée convenablement, la gangrène s'empara bientôt de ces parties qui tombèrent ; il fut facile de comprendre qu'une nouvelle opération était impraticable faute de tissus. La sonde avait été retirée, remplacée par une bougie qui ne pénétrait plus dans la vessie; la cicatrisation s'opèra promptement. Le malade rétabli, il voulut s'exercer aux fonctions copulatrices;

le membre étant moins courbé, l'orifice contre nature beaucoup plus grand, la semence sortait par jet et se répandait dans le vagin. Une irritation mal éteinte se prononça vers le col de la vessie, combattue par des moyens antiphlogistiques, il ne resta qu'un écoulement urétral, douloureux, dont le siège se trouvait à la partie postérieure de l'hypospadias et dans une portion de l'urètre où avaient porté les bougies. Des cautérisations souvent multipliées, mal appliquées par le malade durèrent plusieurs mois. Ce jeune homme se maria, mais avec le secours d'un tube en gomme, presque droit qui dépassait de près d'un pouce l'ouverture contre nature, qui elle-même était obturée par une plaque en taffetas gommé lorsque le membre viril était en érection : il put alors exercer les fontions coïtales, et les rendre fructueuses par ce procédé.

Remarques. Le succès de cette dernière observation est dû aux conseils de notre honorable confrère le docteur Guillon, qui m'a démontré la possibilité de continuer la partie de l'urètre qui manquait à l'individu dont il s'agit, et de la former aux dépens des tégumens voisins, comme dans la rhinoplastie du nez. Voici le fait : un homme de quarante-cinq ans, de moyenne stature, portait un hypospadias congénial au devant du scrotum, qui avait dix-huit lignes d'étendue, avec perte presque entière de substance, de ses bords. Cette ouverture présentait la forme et les traces d'une coulisse usée. Il fut facile par les moyens que j'ai indiqués de former le canal de l'urètre jusqu'à l'issue du gland qui était imperforé. Après la cicatrisation de ces parties ; je procédai à l'opération suivante. Une sonde assez grosse étant placée dans toute la longueur du canal de l'urètre, je fis deux incisions sur les côtés hypospades, d'une étendue et d'une profondeur suffisantes pour former la portion de l'urètre qui manquait. D'une autre part, les orifices hypospades furent avivés en enlevant une partie de la substance. J'amenai ensuite les parties tégumenteuses sur la sonde : au moyen de cinq aiguilles, je formai la suture entortillée. Le tout fut maintenu par un pansement convenable, les accidents inflammatoires furent combattus sans accidents. Le malade très docile, se prêtait à toutes les exigences qu'on lui demandait. Le sixième jour je retirai deux aiguilles, les autres ne furent enlevées que les jours suivants ; des pansements faits avec le plus grand soin, quelques cautérisations avec la pierre infernale, contribuèrent à former de solides cicatrices, la sonde de gomme qu'on fesait jouer dans le canal par quelques mouvemens, ne fut retirée que le seizième jour ; en la retirant plutôt, je craignais de ne pouvoir la remplacer sans déchirer les cicatrices encore mal affermies. Le malade porta une bougie dans le canal pendant quarante-cinq jours, l'urine ainsi que la liqueur séminale, purent prendre facilement leurs cours.

8° *De l'Épispadias.* Ce vice de conformation a pris le nom d'épispadias que lui ont donné les professeurs Chaussier et Duméril, par opposition de l'hypospadias : il consiste dans l'ouverture du canal de l'urètre sur le dos du membre viril entre les deux corps caverneux, plus ou moins près du pubis. Ruisch (1), Salzmann (2), Morgagni, Chopart, Chaussier, les professeurs Duméril, Richerand, Breschet, ont observé spécialement cette maladie bien plus rare que l'hypospadias.

L'observation que rapporte Salzmann est celle d'un jeune homme dont l'urètre s'ouvrait près l'arcade du pubis sur le dos et à la base de la verge, ce canal se continuait sur toute la longueur de la verge, entre l'adossement des deux corps caverneux et se prolongeait jusqu'au sommet du gland, qui avait un volume considérable par rapport à la longueur du pénis, presque partagé en deux, et aplati sur ses surfaces. Chopart rapporte dans son traité des maladies des voies urinaires l'histoire d'un enfant dont l'urètre s'ouvrait près de l'arcade pubienne (3). Nous allons rapporter deux observations qui nous sont propres pour démontrer les moyens dont nous nous sommes servis pour rendre père les deux individus dont il s'agit.

M. le Bon de L. résidant à Vienne en Autriche, âgé environ de 28 ans, de haute stature, constitution plutôt débile que forte, portait en naissant une ouverture contre nature, de l'urètre à la base de la verge sous

---

(1) *Thesaur. anat.* n° 31, Asscr. 2, n° 22.
(2) Art. nat. cur., tom. IV.
(3) Traité des maladies des voies urinaires.

les os du pubis : cet orifice comme échancré de bas en haut, admettait une grosse sonde qui pénétrait sans difficulté jusqu'à la vessie, l'urine s'avançait par jet en se dirigeant en haut, le sperme suivait aussi cette direction ; le membre génital, inégalement conformé, avait la dimension de cinq pouces trois lignes. Le gland, à moitié recouvert par un prépuce épais, était assez bien conformé, dans son état d'érectilité ; le membre génital formait un huitième de cercle, on y remarquait une espèce de gouttière, qui parait être la continuité de l'urètre, qui se dirigeait vers le gland. Ce personnage fut visité par beaucoup de médecins, entr'autres par les professeurs Astley-Cowper, Dubois, etc., tous le jugèrent impropre à la procréation : notre vénérable maître nous l'adressa, il fut convenu qu'on tenterait de porter la sonde à dard dans la gouttière, en suivant la direction qu'elle présentait sur le dos du membre viril, pour chercher à réunir les deux orifices après la formation de cette partie du canal de l'urètre. Le malade bien disposé, le professeur Dubois présent, je fis une incision avec le bistouri à la partie moyenne du prépuce, derrière la couronne du gland : avec la sonde à dard, je suivis la trace de la gouttière dont je viens de parler, j'éprouvai de la résistance vers le milieu, je le forçai et en baissant le membre génital, j'arrivai à l'extrémité pubienne. La sonde à dard fut retirée, remplacée difficilement par une sonde droite en gomme très flexible : il y eut peu d'hémorragie ; le malade très docile n'éprouva aucun accident.

Quatre semaines suffirent pour la formation de cet urètre. Il fut ensuite question de réunir les deux orifices. L'appareil disposé, ainsi qu'un sommier en foin, formé de plusieurs pièces faciles à déplacer, les deux orifices furent avivés avec des ciseaux courbes à cataracte; les deux premiers points de surget furent faits avec une aiguille fine courbe, enfilée d'un fil de soie ciré, ensuite j'introduisis une sonde en gomme cirée, confectionnée avec le plus grand soin, beaucoup plus flexible dans la partie qui parcourait les courbures du canal congénial pour arriver dans la vessie. (Je dois faire observer que, depuis plusieurs jours le malade s'était habitué à l'impression de la sonde, ainsi qu'aux injections douces dans la vessie pour parer aux accidens inflammatoires et nerveux). Cette sonde placée et maintenue par un aide, la suture fut continuée, le pansement fait, le membre fut dirigé un peu en haut, maintenu par un bandage et par la main d'un aide dont la mission était de favoriser le cours de l'urine et de surveiller les accidens. Le malade mis à une diète sévère, doué d'un courage et d'une patience admirable, se prêtait à toutes les positions pénibles et fatigantes qu'on lui demandait. Le quatrième jour, je desserrai un peu les points surjetés; le sixième jour, j'en coupai quelques-uns, je les enlevai ensuite successivement ; plusieurs fois les petits bourgeons furent cautérisés. La cicatrice qui représentait un petit anneau s'affermit solidement en quelques jours, l'urine put parcourir facilement tout le canal, elle sortait par jet en retirant, en arrière le prépuce.

M. le Bon de L. avec un bon régime, et surtout le secours du congesteur, obtint toute l'érectilité nécessaire pour remplir les fonctions copulatrices. Depuis, il s'est marié ; j'ai appris qu'il était père de trois enfans.

La deuxième observation n'est pas moins intéressante que celle que je viens de tracer, malheureusement elle n'eut pas le même succès. Le respectable et honorable Docteur Willis, premier médecin de sa Majesté l'Empereur de Russie, sous lequel j'ai eu l'honneur de servir, m'adressa un jeune prince russe, âgé de vingt-trois ans, taille ordinaire, peu d'embonpoint ; il portait à la racine du pénis, près l'arcade pubienne, un épispadias étroit, enfoncé dans le corps caverneux, presque à angle droit : l'urine sortait aussi par jet ; lorsque le membre viril était abaissé, il avait une forme cylindroïde, d'une courte dimension, le gland gros et court, entouré d'un prépuce formant une grosse lèvre, qui gênait beaucoup l'introduction vaginale. Les érections s'annonçaient faiblement, elles étaient rares : d'ailleurs, peu de dispositions à remplir les fonctions coïtales, exercées très rarement. Aucune trace de l'urètre ne se présentait sur le dos de la verge. Cet état reconnu, j'enlevai ce prépuce informe. Après sa cicatrisation : je tentai de former sous les tégumens un canal que je voulai réunir à l'orifice contre nature. En effet, je dirigeai la sonde à dard d'avant en arrière, sous les tégumens, entre les deux corps caverneux. L'instrument fut poussé le plus possible vis-à-

vis l'orifice épispade. Ce canal artificiel fut long à se
former malgré tout le soin possible que j'y portai ;
quelques parties donnaient encore un peu de suppuration, lorsque le jeune homme impatient, voulut absolument subir la troisième opération, à laquelle assista
un employé supérieur de l'ambassade Russe. Tout fut
préparé comme dans la précédente observation ; (avant
l'opération, je motivai mes craintes sur son insuccès,
parce que le canal artificiel n'était pas complètement
formé ; une nouvelle inflammation était à craindre).
Enfin, j'employai le même procédé que le précédent,
mais il fut très-douloureux. Dès le deuxième jour, le
malade fut agité, il ne pouvait pas rester en place ; il
survint un gonflement considérable le long du canal
et sur les points de la suture : saignées générales,
locales, émolliens longtemps prolongés, boissons délayantes furent tour-à-tour employés sans toutefois
calmer l'irritation que le malade augmentait par son
indocilité. Il fallut retirer la sonde, et couper les fils
de la suture. L'urine reprit sa première direction ;
tous les accidens se calmèrent facilement, mais le canal
artificiel s'effaça en partie. Le malade ne voulut pas
consentir à ce qu'il fut de nouveau formé. Il se contenta
d'introduire une sonde en gomme dans l'ouverture
contre nature maintenue par un petit ruban autour du
gland. L'usage de l'érecteur lui fournit des érections
assez fortes, il finit par s'habituer aux fonctions de la
reproduction. J'ai appris depuis, que le prince s'était
marié ; je l'ai rencontré à Francfort père d'un enfant,

il m'a dit qu'il était parvenu à féconder sa femme, par le procédé que je lui avais enseigné.

9° *Phymosis*. Le rétrécissement naturel ou accidentel du prépuce peut être tel qu'il rende l'érection douloureuse, la copulation difficile, et l'injection de la semence dans le vagin impossible ; ce qui peut apporter plus ou moins de difficultés à la fécondation, si l'on ne remédie à ce vice de conformation par un procédé opératoire qui consiste à diviser la partie supérieure du prépuce avec le bistouri ou les ciseaux, et à réséquer les lèvres de la plaie lorsque le prépuce est dur et calleux, ou lorsqu'il est excessivement allongé.

10° *Paraphymosis*. Cet accident a lieu le plus ordinairement lorsque le prépuce trop étroit est attiré brusquement en arrière pour découvrir le gland : non seulement celui-ci devient bientôt douloureux au point d'empêcher l'exercice du coït, mais souvent aussi des accidens inflammatoires se développent au point de faire craindre la gangrène. On remédie à cette sorte d'étranglement par les saignées générales, les mouchetures pratiquées sur le lieu douloureux, l'emploi des bains, des cataplasmes émolliens, etc. On en évite le retour par l'opération indiquée dans le cas précédent. (*Voyez* Phymosis.)

Il ne suffit pas que le pénis présente les circonstances d'organisation les plus favorables à la génération, il doit encore être doué d'un degré de vitalité convenable à l'exercice de l'acte que la nature lui assigne dans l'accomplissement de cette fonction. C'est ainsi que son excès ou son défaut de sensibilité, peuvent, dans quelques cas, rendre infructueux ou même impossible l'acte copulateur, et donner lieu par là, à deux genres de stérilité qu'il importe de connaître.

1° Le *satyriasis*, qui constitue le premier cas, n'est pour l'ordinaire que passager ; fruit d'un violent amour ou d'une passion portée à l'excès, il cesse presque toujours avec la possession de l'objet aimé, et pour le dire en passant, il est bien peu d'hommes qui, pour une telle cause, ne puissent achever le sacrifice conjugal, après les premiers actes du mariage. On cite cependant plusieurs exemples de personnes chez lesquelles la sensibilité du pénis fut toujours assez intense, même dans l'état du mariage, pour que les forces éjaculatrices ne pussent surmonter celle de l'érection qui tend alors à obliter le canal de l'urètre ; tel fut le cas du jeune homme dont parle Schevetel (1) qui, après plusieurs années de tentatives infructueuses, parvint enfin, au moyen d'un régime des plus tempérans, à couronner l'acte du mariage qu'un excès de puissance et d'ardeur avait rendu jusqu'alors stérile. Tel fut encore ce noble Vénitien, que l'amour consumait vainement depuis longtemps, et qui, après avoir consulté plusieurs médecins de l'Europe, trouva enfin un remède salutaire dans l'emploi des saignées, des bains, et autres tempérans que lui conseilla le

---

(1) Mémoire à consult. Gazette de Santé, n° 52.

docteur Cockbrun (1). Le *priapisme*, ou érection morbide du pénis, ne peut être considéré comme une cause de stérilité, en ce qu'il revêt tous les caractères d'une inflfflammation aiguë, en parcourant les difffférentes périodes avec des symptômes plus ou moins graves, sans cependant laisser après lui d'accidéns capables d'apporter aucun trouble dans l'œuvre de la génération. Au surplus, les mêmes moyens thérapeutiques sont applicables aux deux circonstances qui cèdent le plus ordinairement à l'emploi des saignées, des bains tièdes, des lavemens émolliens, des émulsions de semences froides, etc., etc.

2º *Anaphrodisie.* Comme nous devons étudier en particulier l'anaphrodisie qui dérive de causes générales, inhérentes à la constitution individuelle, nous ne parlerons ici que de l'anaphrodisie locale, tenant à la diminution ou à l'abolition de la sensibilité génitale par suite de circonstances éventuelles quelconques; envisagée sous ce dernier point de vue, l'anaphrodisie, qui constitue l'un des cas les plus fréquens de stérilité, reconnaît une foule de causes qu'il est utile d'apprécier. L'une des plus fréquentes et des plus funestes est sans contredit l'exercice abusif et prématuré des organes génitaux, notamment l'excès de la masturbation. Outre que le pénis flétri par des attouchemens multipliés ne distille plus qu'un sperme séreux et sans vertus prolifiques, il ne tarde pas de tomber

---

(1) Mémoire à consulter, Gazette de santé, page 207.

dans un état de flaccidité souvent rebelle aux sollicitations les plus fatigantes ; et combien même d'individus épuisés par de telles manœuvres, ou par les excès du coït, ont cherché de vains secours à leur impuissance dans la couche nuptiale ! Énervés jusque dans leurs facultés intellectuelles, incapables des moindres conceptions, ils traînent péniblement une existence devenue onéreuse pour eux-mêmes, et nulle pour l'autre sexe. Mais détournons nos regards d'un si triste tableau pour poursuivre l'examen des autres causes qui peuvent amener l'impuissance.

Qui croirait que des circonstances tout-à-fait opposées à la précédente ont pu, dans quelques cas, opérer l'extinction des facultés génitales ? On a cru remarquer que l'abstinence absolue des plaisirs vénériens pouvait affaiblir et détruire à la longue l'action des organes sexuels : telle fut du moins la remarque de Galien (1) à l'égard des athlètes dont on exigeait la plus sévère continence, dans le but de favoriser leur développement physique. On a pareillement cité l'exemple d'un grand saint voué à la plus austère chasteté, en qui l'on trouva à peine des vestiges de parties sexuelles après sa mort. Convenons toutefois que de nos jours il est excessivement rare que, pour une telle cause, la faculté génitale s'éteigne.

L'influence des diverses situations morales de l'hom-

---

(1) *Casp. à Reies*, quæst. 46.

me sur la génération doit également mériter ici toute l'attention du médecin ; car telle est l'étroite liaison qui unit l'organe de la pensée à l'appareil de la reproduction, que l'exercice de l'un affaiblit constamment les facultés de l'autre. Il est en effet, dans la vie, mille circonstances où l'âme, toute livrée à un objet, appelle sur elle-même toute l'activité nerveuse, et rend les sens en quelque sorte muets aux impressions du plaisir et de la volupté. L'homme, dont l'attention se soutient longtemps sur une même série d'idées, semble oublier jusqu'aux objets d'affection qui l'entourent tout entier à sa pensée, il ne vit, pour ainsi dire, que dans l'objet de sa pensée ; aucune sensation, pas même celle de l'amour, ne l'avertit de son existence : et je ne sais si l'on doit s'étonner que tant d'hommes qui se sont illustrés dans les sciences et les lettres, aient manifesté une telle indifférence pour le sexe. Si les écrits de Boileau brillent du feu de l'imagination, c'est que, par un contraste frappant, ils portent en même temps le caractère de la froideur pour le sexe. Pense-t-on que si Newton, que l'on a dit être resté vierge, eût été en butte à tous les tourmens de l'amour, ses ouvrages seraient empreints de tout le génie qui les distingue ? De tels exemples justifient assez l'heureuse idée de Cabanis, qui a comparé la sensibilité à un fluide circulant dans ses canaux, dont la quantité déterminée diminue d'autant plus dans une partie, qu'elle se jette en plus grande abondance dans une autre. Que l'on me permette d'ajouter ici un exemple bien propre à confirmer cette vérité.

M. M.***, magistrat près d'une cour royale de premier ordre, s'était livré dès sa première jeunesse à des travaux d'esprit qui lui avaient fait contracter une sorte d'éloignement pour les deux sexes. La présence des beautés les plus piquantes était pour lui sans attraits; à peine avait-il éprouvé, à l'âge de vingt-quatre ans, la moindre impression sensuelle; mais à cette époque ayant assisté pour la première fois à l'opéra d'Armide, le jeu des acteurs, le charme de la musique, tout porta dans son âme les premiers feux de la volupté. Cette nuit, M. M.*** s'endort au milieu de toutes les illusions que peut faire naître sur les sens la vue d'un tel spectacle. Il est transporté pendant le sommeil au palais d'Armide où il n'aperçoit que des images qui lui peignent bonheur et volupté; enfin, ses sens jusqu'alors profondément assoupis, l'avertissent qu'il est homme. Livré de nouveau à ses travaux habituels, M. M.*** redevient bientôt inaccessible à l'amour jusqu'à ce que sa pensée puisse être distraite par la société d'une demoiselle dont il recherche la main et qu'il obtient au gré de ses vœux. M. M.*** pouvait se promettre toute espèce de bonheur dans une telle union, mais vain espoir! Loin d'être excités, ses sens ne sont que plus alarmés à la vue d'un objet dont les charmes étaient faits pour enflammer toute autre personne; en un mot, M. M.*** sort de la couche nuptiale, n'emportant que la certitude et la honte de sa faiblesse. Consulté dans une telle occurence, je conseillai au malade de se séparer entièrement de ses livres et de toute occupation relative à sa profession, pour se livrer à l'exercice de la chasse, aux promenades à cheval, et à des occupations manuelles, notamment à celle du jardinage, qu'il préférait à toute autre ; chaque jour des frictions furent pratiquées à la partie interne des cuisses avec le liniment anti-anaphrodisiaque. (*Voir* la pharmacologie) dont on augmenta graduellement la dose ; je fis faire, matin et soir, des lotions sur les parties sexuelles avec une infusion de plantes aromatiques animées de quelques gouttes de teinture de benjoin, substituant quelquefois à ce moyen des frictions avec la pommade asérasique ou des douches de Barège sur les mêmes parties et à la région lombaire. A l'aide de ce traitement, continué avec persévérance pendant deux mois et demi, M. M.*** recouvra entièrement ses facultés viriles et put couronner l'acte conjugal, dont il obtint les fruits les plus convoités.

D'autres causes morales peuvent contrarier plus ou moins le vœu de la nature dans l'acte de la reproduction. Il est certaines passions qui amènent l'impuissance par le fait même de l'exaltation qui les accompagne, soit que dans ce cas l'émission de la semence ne puisse s'opérer, soit qu'au contraire elle précède le phénomène de la conjonction. D'autres passions, par un effet tout opposé, frappent l'appareil générateur d'une sorte d'apathie et rendent souvent impossible l'acte conjugal. La haine, la jalousie, une illusion détruite, la vue de quelque difformité, le dégoût inspiré par une haleine fétide, les espérances déçues, sont autant de circonstances qui peuvent donner lieu à l'anaphrodisie.

Les affections de l'âme peuvent également éloigner de l'acte vénérien; mais il faut pourtant convenir qu'elles sont moins incompatibles avec l'amour, qu'un grand nombre de passions, et surtout que les longues et profondes méditations; il est même certaines affections qui semblent porter dans l'âme les plus douces impressions de la volupté : telles sont celles qui atteigent le cœur et que les larmes ou l'amitié peuvent adoucir. «L'amour, dit la sensible M.me Cottin, cette première des félicités humaines, a besoin pour être vif et durable, que la douleur lui prête ses larmes; enfant de la mélancolie bien plus que de la joie, jamais ses feux ne sont plus ardens que quand il les allume dans des yeux noyés de pleurs, et ce n'est que nourri par la tristesse qu'il peut être éternel. »

Diverses circonstances hygiéniques peuvent également amener l'anaphrodisie; tel est surtout l'usage long-temps continué d'alimens très-rafraîchissans, de boissons acides, de fruits, des cucurbitacées, et autres substances capables de jeter l'appareil générateur dans une sorte de *collapsus*. On a également observé que l'abus de liqueurs spiritueuses, celui du café et de la plupart des solanées, pouvait avoir les mêmes résultats, mais il est important de ne pas confondre l'action de ces diverses substances, ainsi que l'on fait la plupart des auteurs qui ont écrit sur cette matière, car il en est du mode d'action de ces dernières, comme de toutes celles qui énervent et épuisent à force d'exciter un système d'organes quelconque.

On a cru remarquer que l'équitation pouvait affaiblir et suspendre les facultés génitales. Hippocrate (1) attribuait à cette cause la stérilité du plus grand nombre des anciens Scythes ; tout récemment, j'ai donné des soins à un courrier d'état, qui, à la suite de longs voyages non interrompus, fut atteint d'impuissance.

Partout l'espèce humaine se reproduit, mais le sentiment qui rapproche les sexes est loin d'être le même sous les diverses latitudes, et sans aller chercher les preuves de cette vérité chez les peuples qui habitent les poles et les tropiques, qui diffèrent essentiellement sous ce rapport, il doit suffire de comparer un instant la tiédeur de nos voisins des Pays-Bas avec la vive ardeur des méridionaux de la France.

Les saisons, qui font des climats passagers, influent aussi d'une manière remarquable sur les facultés génitales ; si le printemps et l'été sont, comme on l'a dit, des saisons d'amour, l'automne et l'hiver semblent être des temps de repos pour la vie reproductive dans l'espèce humaine comme dans l'universalité des êtres vivans. Une telle assertion n'est pas seulement le fruit de l'analogie ; elle repose sur les tables de naissance et de population établies chez les différens peuples. Hippocrate qui avait déjà étudié cette influence, pen-

---

(1) *De aere, aquis et locis*, traduct. de M. Ernest Geoffroy, page 157.

sait que le fluide séminal éprouve d'autant plus d'altération que la température des climats est plus variée, et que les saisons offrent plus d'irrégularité (1), *plures enim corruptiones contingunt in seminis coarctione, quùm tempora frequenter variant quùm si eadem sunt et similia.* J'ignore à quel point l'observation d'Hippocrate peut être fondée; mais tout en convenant qu'il existe des climats et des saisons plus favorables au rapprochement des sexes, il est permis de douter qu'ils exercent sur la sécrétion du sperme une influence capable de rendre stérile l'acte conjugal. Du reste, j'abandonne volontiers cette question au médecin légiste, en ce qu'elle n'offre qu'un bien faible point de contact avec l'objet de ce travail.

Il est difficile d'établir des règles générales de traitement pour l'anaphrodisie, qui exige autant de modifications thérapeutiques qu'elle reconnaît de causes. Lorsqu'elle provient de fréquentes émissions de la semence, on doit surtout s'attacher à éloigner tous les excitans physiques et moraux, capables d'entretenir l'excès de sensibilité des organes génitaux coïncidant le plus ordinairement avec l'état d'épuisement de l'individu. La continence, le changement d'air, un exercice modéré, des alimens succulens, l'abstinence de tous ceux qui sont âcres et irritans doivent être les premiers moyens à employer. Tissot (2) a conseillé

---

(1) Ouvrage cité, page 175.
(2) Dissert. sur les maladies produites par la masturbation.

dans le même cas les martiaux unis au quinquina ; mais je pense que le médecin ne saurait être trop discret sur l'emploi de tels moyens, à moins toutefois qu'aucun phénomène d'excitation partielle n'accompagne l'état d'épuisement dans lequel se trouve le malade ; et dans ce dernier cas même, il est important d'avoir égard à la disposition des systèmes gastrique et pulmonaire qui peuvent encore entr'indiquer leur emploi. Un moyen qui a été prescrit de tous temps, et qui nous paraît surtout propre à rétablir les forces musculaires affaiblies, est l'exercice de la natation. Lorsqu'à l'aide de ces différens moyens hygiéniques, l'on est parvenu à répartir et à régulariser la vitalité sur les divers systèmes organiques, et que l'anaphrodisie est rendue à un état de simplicité qui peut permettre l'emploi des stimulans, on obtient les plus grands avantages des douches de Barège pratiquées sur les lombes, le long de la colonne vertébrale, des frictions faites au voisinage des parties sexuelles avec les linimens stimulans ; des substances diffusibles prises à l'intérieur, ayant soin de mesurer l'action de tels moyens sur le degré d'excitation qu'il convient de donner aux organes génitaux.

Ai-je besoin de dire que l'anaphrodisie qui serait due à une cause tout-à-fait opposée, c'est-à-dire, à une abstinence absolue, devrait cesser par le seul fait de l'exercice des organes génitaux.

Lorsque l'anaphrodisie est le fruit d'une longue contention d'esprit, qui a absorbé toute la vitalité consacrée à l'exercice des facultés génitales, on doit de même commencer par éloigner de la pensée tout sujet de méditation, en occupant les sens de circonstances capables de les réveiller de leur assoupissement. Tissot (1) dit aussi avoir traité avec succès l'impuissance due aux études opiniâtres par des bains froids et par l'usage d'une poudre composée de tartrate acidule de potasse, d'oxide de fer, et d'une faible quantité de canelle. J'ai cité un cas d'anaphrodisie dû à ce genre de cause, qui céda à l'emploi long-temps continué des douches sulfureuses, des frictions cantharidées et autres excitans dirigés sur l'appareil génital; mais il faut toutefois convenir que l'art doit moins compter sur de tels secours que sur le repos de l'esprit joint à l'exercice du corps et des sens, en un mot sur les moyens hygiéniques et moraux propres à détourner la vie du centre sensitif où elle semble alors toute reléguée.

De même, lorsque l'anaphrodisie est le produit d'une puissance imaginaire ou passion quelconque, c'est surtout en modifiant les impressions morales que l'on peut espérer de la combattre. Ce n'est, en effet, comme le dit Montaigne, que dans l'imagination que l'on trouve les moyens de guérir des maux imaginaires.

L'impuissance que cause l'usage prolongé des substances alimentaires *dites* réfrigérantes, se guérit le plus

---

(1) Maladies des gens de Lettres, OEuvres complètes publiées par M. Hallé.

ordinairement au moyen d'alimens à la fois nutritifs et excitans; tels que les gelées animales chargées d'osmazôme, la plupart des poissons, surtout leurs laitances, comme contenant plus de principes phosphorescens; les crustacés, les huîtres, les écrevisses, etc.; diverses substances végétales, telles que les truffes, les morilles, les topinambours, les artichauts, etc.

Outre l'emploi des moyens généraux déduits des règles de l'hygiène, et variés d'après la nature même des causes de l'anaphrodisie, il est une classe de médicamens dont l'action paraît exciter plus directement l'appareil génital, et que l'on a pour cette raison désigné sous les titres d'aphrodisiaques. Un très-grand nombre de substances prises dans les trois règnes de la nature composent cette série de médicamens, dont l'emploi sagement administré devient encore ici un puissant secours après celui des divers moyens hygiéniques, toutefois, comme ces derniers, les médicamens aphrodisiaques ne peuvent être soumis dans leur emploi à aucunes règles particulières, en ce que celles-ci dérivent d'une foule de circonstances inhérentes à la maladie ou à l'individu, et si j'ai cru devoir consacrer quelques pages à l'examen de telles substances, c'est dans le but de les livrer uniquement à des mains capables de diriger leur emploi. (*Voir le chapitre qui concerne l'hist. natur. et médicale*).

Enfin, il existe un dernier ordre de moyens auxquels l'art, dans quelques cas, peut avoir recours pour augmenter la turgescence du pénis et le rendre apte aux rapports sexuels ; je veux parler de certains instrumens ou appareils mécaniques. J'ai imaginé, à cet effet, un instrument qui présente une forme cylindrique, de cinq à huit pouces de longueur, de dix à seize lignes de diamètre, ayant une extrémité libre tandis que l'autre est montée sur un appareil auquel vient s'adapter une pompe aspirante. On introduit le pénis dans le cylindre avec le soin de ramener en arrière le prépuce ; on dirige l'instrument sur un plan incliné vers le haut, l'individu étant debout. Le congesteur est fixé par une main tandis que l'autre imprime au piston de légers mouvemens pour faire le vide, le corps caverneux ne tarde pas à se gonfler ; peu-à-peu le sang le pénètre de toute part, tout l'appareil génital subit l'impression érectile du pénis qu'on fait durer de cinq à vingt minutes. Avec le traitement prescrit et le régime indiqué, on sera toujours sûr d'augmenter considérablement le développement du pénis, de faire naître des érections aux individus qui en sont privés et de rétablir celles qu'on a perdues. Des exemples tirés de ma pratique démontrent tous les avantages que j'en ai retirés.

On a dit que le pénis, par sa texture, était peu susceptible de développement, soit en longueur, soit en grosseur, cela n'est pas exact. Au moyen de mon congesteur, le pénis peut acquérir de très-grandes dimensions dans l'un et l'autre sens ; ses muscles sont aussi susceptibles de prendre beaucoup de force et d'énergie. Les faits suivans suffiront pour le constater.

1re *Observation*. — Un jeune homme de Rouen,

d'une riche famille, fut soigné long-temps par M. Flaubert, célèbre chirurgien de Rouen, avec M. Godfroy, médecin recommandable de la même ville. Ce n'est que vers l'âge nubile que la santé de ce jeune homme fut un peu plus constante, après beaucoup de soins. Jusqu'à cette époque, il ne s'était pas aperçu qu'il fût homme ; la nature lui avait refusé entièrement ses faveurs après avoir tenté plusieurs moyens qui furent tous infructueux. L'aspect du pénis ressemblait à une grosse verrue ; le prépuce était collé sur le gland, long de huit lignes, flasque dans toutes ses parties, le canal central était très étroit; le testicule du côté droit était fortement resserré par le scrotum, le testicule gauche, de la grosseur d'une noisette, formait une tumeur vers l'échancrure inguinale; la voix était grêle, ressemblant à celle d'une jeune femme ; absence de poils ; peau blanche et brûlante ; toux sèche ; pouls nerveux très-irrégulier, constitution maigre ; colonne dorsale courbée, système musculaire peu développé. J'appliquai un instrument congesteur conforme à la petitesse de l'organe. J'exerçai de légères aspirations que je fis répéter chaque jour une fois d'abord, ensuite deux fois et successivement jusqu'à quatre fois, ne suspendant qu'autant que l'organe était apte à entrer spontanément en exercice. Le jeune homme faisait deux à trois ablutions d'infusion froide de feuilles de menthe et de fleur de roquette, animée de quelques gouttes de teinture de benjoin composée ; des frictions avec un des linimens de la pharmacopée furent pratiquées sur les parties internes des membres inférieurs ; ensuite sur le dos, les reins ; des bains astérasiques, des frictions avec la brosse, la serge; l'emploi du sirop anti-anaphrosidiaque, etc., furent prescrits en même temps que le régime tonique. Après cinq mois de traitement, j'obtins dix lignes d'extension du pénis, et le diamètre avait aussi gagné dans la même proportion; les érections naturelles commençaient; l'urine coulait plus librement, le gland était un peu décapuchonné; le prépuce nuisant beaucoup à l'extension du corps caverneux, je déterminai mon malade à l'opération de la circoncision. Cette opération fut longue et douloureuse ; il fallut disséquer la peau interne du prépuce adhérant sur le gland. J'évitai avec soin de toucher à son enveloppe, préférant laisser des bourgeons au dépens du prépuce. Ce jeune homme soutint avec courage cette opération, tant il désirait acquérir ses facultés génitales. La cicatrisation fut entière au bout de vingt-cinq jours ; les bourgeons furent détruits avec la poudre d'alun et la pierre-infernale.

Deux mois après cette opération, je fis reprendre les exercices du congesteur avec le traitement qui fut modifié selon les indications. Le pénis se développait facilement ; le sang arrivait sans gêne dans le corps caverneux ; le canal de l'urètre avait ses dimensions normales.

Vers le troisième mois, le pénis avait acquis vingt-deux lignes qui, avec deux lignes obtenues primitivement, faisaient une extension de trente-deux lignes.

Le testicule droit acquit un développement notable ainsi que le cordon spermatique de ce même côté. J'avais obtenu par de légères pressions en haut sur le testicule gauche et par des aspirations répétées sur cette glande, un abaissement remarquable ; il était tout-à-fait dégagé de l'échancrure inguinale. Enfin, des demi-érections naturelles survinrent, puis des érections plus franches, et par suite, des désirs fréquens de se masturber. Malgré mes conseils, il ne put résister à ce besoin, qui était toujours suivi d'une abondante éjaculation. Dans l'espace de vingt mois, le pénis acquit trente-sept lignes d'élongation, et huit lignes de diamètre. Ce traitement a donné un développement musculaire considérable ; tous les organes ont pris un accroissement remarquable ; la colonne dorsale s'est relevée ; la voix, de grêle qu'elle était, est devenue grave ; le pénis s'est garni de poils ; de petites moustaches ont apparu, etc. Il faut observer que tous les préceptes hygiéniques furent rigoureusement observés; le malade montait à cheval tous les jours, faisait des armes ; aujourd'hui il est devenu très-habile dans tous les exercices du corps. Depuis un an il est marié ; sa femme lui a déjà donné un enfant ; ses érections sont toujours franches ; il peut, sans fatigue, exercer l'acte coïtal tous les deux jours.

2me *Observation*. — Un jeune homme de Lille, âgé de vingt-deux ans, de constitution grêle, mince, de haute stature, s'était adonné de bonne heure à l'étude ; sorti du collège, il entra à l'école

Polytechnique et s'appliqua aux mathématiques avec ardeur. Dans son enfance, il avait fréquemment des hémorragies nasales qui le fatiguaient considérablement et le forçaient à suspendre ses études. Le repos cérébral, l'air frais, des pédiluves, etc., produsaient un bon effet. Les fonctions assimilatrices reparurent en peu de temps et mirent un terme à l'épuisement causé par les hémorragies nasales qui se renouvelaient aussitôt que le cerveau reprenait son activité. Toutefois l'étude des mathématiques ne tarda pas à renouveler l'épistaxis. De plus, il contracta une bronchite très-intense. On lui donna un congé de plusieurs mois. Le professeur Marjolin, son médecin, obtint par une médication rationnelle le rétablissement de sa santé. Jusques-là, ce jeune homme avait fait peu d'attention aux organes de la génération qui étaient flétris et pour ainsi dire nuls. M. Marjolin lui donna aussitôt de sages et utiles conseils qui n'obtinrent pas le succès qu'on devait en attendre. Il me l'adressa. La bronchite avait disparu. A la moindre fatigue d'esprit et même de corps, l'hémorragie reparaissait ; il avait aussi souvent un étouffement, lorsqu'il montait un escalier ou accélérait sa marche ; le pouls était plein, parfois il y avait des palpitations ; le visage était alternativement rouge et pâle ; tous les quinze à vingt jours, il était forcé de se faire appliquer douze, quinze et vingt sangsues à l'anus ; il portait un cautère au bras gauche.

Le pénis était grêle, flasque, long de trois pouces deux lignes, les testicules petits, de la forme de deux noisettes, tenant à un cordon spermatique long et mince. L'angustie du canal réclamait beaucoup de temps pour uriner ; le gland avait la forme d'un petit chaperon.

M. J., avait eu, vers l'âge de 17 ans, quelques demi-érections, mais depuis plusieurs années ses facultés génitales étaient nulles, il ne ressentait aucun besoin. Il fut soumis successivement à des frictions sur les extrémités inférieures avec un liniment anti-anaphrodisiaque, puis à des bains chauds animés de teintures alcoholiques de ginseng, de cinéraire sibérienne, ensuite d'ambre gris.

L'application de l'instrument congesteur, quoique pratiquée avec les plus grandes précautions, occasionna des vives douleurs. Les cellules du corps caverneux s'ouvraient difficilement. Il fallut employer longtemps des bains locaux, onctueux, de légères frictions d'eau chaude, animées de linimens aromatiques sur tout l'appareil génital, d'autres fois des fumigations émollientes.

L'application du congesteur était presque toujours douloureuse, en ce que le sang pénétrait avec beaucoup de difficultés dans le corps caverneux. Avec de la patience, de la persévérance, je parvins après plus de six mois de traitement et d'exercices érecteurs, à développer entièrement le corps caverneux jusqu'au gland dont les mailles étaient très serrées. Je fis l'application de l'érecteur renflé; en quelques semaines j'obtins les dimensions voulues. Je revins à l'érection ordinaire que je changeai à mesure que le membre génital acquérait de nouvelles dimensions. Le traitement fut accompagné d'un régime et d'exercices convenables. La santé s'était fortifiée. Dès le troisième mois, il survint des tumeurs hémorroïdales qui rendirent beaucoup de sang. A partir de cette époque, il n'y eut plus d'hémorrhagie nasale; et dès-lors plus de régularité dans les fonctions, érections commençantes qui augmentèrent insensiblement. Le dixième mois, le pénis avait acquis un pouce et demi en longueur, dimension augmentée du double; le canal urétral était très-agrandi, l'urine coulait librement; les testicules avaient aussi acquis un volume remarquable A cette époque, les érections étaient presque franches, plusieurs émissions séminales eurent lieu la nuit à la suite d'érections prononcées.

Après avoir passé le rude hiver de 1829 sans que sa santé fut autrement altérée que par l'impression du froid sur les bronches, il reprit son traitement. Quelques applications du congesteur suffirent pour développer des érections franches. Mais sa timidité naturelle, la défiance de ses facultés érectiles, la honte de se servir de son instrument érecteur pour développer le pénis, retardèrent long-temps ses facultés viriles. Il finit par ne plus recourir à son instrument. Lorsqu'il craignait de ne pouvoir remplir le but de la nature, à trois cuillerées de sirop anti-anaphrodisiaque, quelques bains astérasiques suivis de frictions avec le liniment anti-anaphrodisiaque, augmentaient le besoin copulateur. Aujourd'hui M. J. est ingénieur, sa santé est très fortifiée, il a entièrement abandonné tout moyen excitant, et il remplit très-bien ses fonctions copulatrices.

3me *Observation*. — Le comte Antoine de R...., russe, âgé de vingt-trois ans, d'une forte constitution, muscles prononcés, jouissant d'une force athlétique, ayant appris que je traitais avec succès les affections génitales, s'adressa à moi; il m'exposa qu'il n'avait jamais eu presque d'érection; qu'il était sur le point de se marier, mais qu'il ne se croyait point capable de remplir les devoirs du mariage. A l'examen de l'appareil génital, je trouvai les testicules bien formés, quoique petits, rapprochés de la racine du pénis et fortement serré par le scrotum. La verge dans son état de laxité, n'avait qu'un pouce, et avait l'aspect d'un gros tubercule.

Médication. Diminution des alimens, suppression graduelle de vin, liqueur, café. Modération dans les exercices du corps; bains de vapeur jusqu'aux reins, deux par semaine; boissons diurétiques édulcorées avec le sirop anti-anaphrodisiaque; application de l'érecteur qui en deux mois détermina des érections entières. Frictions astérasiques sur les reins, couches de paille de blé de Turquie. Après huit mois d'exercices érecteurs, le pénis gagna seize lignes en seize mois. Enfin, après deux ans de traitement, le pénis avait acquis dans l'état de flaccidité, deux pouces trois quarts de développement, et, dans l'état d'érection, quatre pouces dix lignes.

Les érections étaient franches, développées ; l'exercice du coït s'opérait avec désir et succès complet. L'émission séminale était abondante. Depuis, le comte s'est marié, il a trois enfans.

4me *Observation*. — Le fils de mylord B. me fit appeler à Londres en 1826, pour le visiter à l'effet d'examiner ses parties sexuelles. Agé de trente-trois ans, de haute stature, d'un embonpoint et d'une obésité remarquables, aimant beaucoup la table et le vin, ses parties génitales présentaient l'état suivant : le testicule droit était très gros. Le gauche, petit, très rapproché du pénis, ne s'apercevait point à la vue ; on sentait au toucher une excroissance surmontée d'un chaperon percé dans son milieu. Le traitement fut à-peu-près le même que dans l'observation précédente, en vingt-sept mois j'obtins trois pouces quatre lignes de développement du pénis. A cette époque les érections n'étaient franches que par l'application de l'érecteur ; le malade exerçait facilement alors le coït. Il est arrivé à pouvoir s'en dispenser lorsqu'il eut mis fin à ses excès de table ou de fatigue.

Il est inutile de mentionner un plus grand nombre d'observations sur le même sujet ; celles que je viens de rapporter suffiront au moins je l'espère, pour fixer l'attention des praticiens, en les invitant à se servir de la même thérapeutique dans des cas semblables, afin de justifier mes assertions.

J'ai procédé dans d'autres circonstances de perte de fonctions génitales, (qu'on avait regardée incurable, en jugeant qu'aucune substance, aucun moyen higiénique ou mécanique, ne pourraient changer, ni apporter de modification vitale ou organique, sur des tissus d'organe dont les fonctions physiologiques étaient entièrement éteintes), par une combinaison, une succession de médications dont les succès inespérés ont couronné mes efforts.

Ainsi, je me suis servi alternativement, de ceintures astérasiques (1), de ventouses sèches ou scarifiées, de moxas, de cautères, du cylindre rectal, des rubifians, tels que l'urtication, la vapeur des liquides, la flagellation sur les surfaces lombaires, fessières et périnéales ; mais surtout du massage et de la malaxation dont la puissance d'action est très-énergique. J'ai cru en signaler ici les avantages en les appuyant de trois faits authentiquement recueillis, et en consacrant un court article sur cette matière (2).

---

(1) Voyez la pharmacopée de l'ouvrage.

(2) Depuis la publication de la précédente édition, j'ai été appelé en Angleterre, en Allemagne, en dernier lieu, à Vienne et en Toscane, pour y donner des soins à des personnes affectées d'anaphrodisie ; des cas difficiles, opiniâtres, m'ont forcé de mettre en usage une partie des moyens ci-dessus indiqués. Le massage malaxé, m'a été d'un grand secours (pratiqué par un masseur arménien, que j'ai fait venir de Servie). Ce n'est que par sa puissante intervention que je suis parvenu à rétablir les fonc-

Du Massage et de la Malaxation.

Le massage et la malaxation s'exercent sur tous les tissus de l'organisation, à l'effet de reveiller, d'activer, de tonifier les parties soumises à cette action. Le massage consiste à presser en malaxant avec les doigts, les surfaces cutanées, les muscles, les nerfs, en suivant autant que possible la direction des fibres.

C'est dans le levant, en Perse, dans l'Inde, que les premières notions du massage et de la malaxation, nous sont arrivées. Il y a dans ces contrées des masseurs ou malaxeurs spéciaux qui ont fait un apprentissage de cet exercice sur des esclaves, pour savoir exciter, pétrir, ramener la sensibilité et la contractilité des organes, à l'effet de rétablir leurs fonctions. Ces hommes ont des doigts minces, petits, bien effilés; les dernières phalanges, ressemblent à des crins qui parcourent les tissus avec une admirable adresse, ils distinguent facilement les faisceaux faibles ou malades.

Il n'entre pas dans mon sujet de faire l'histoire complète de cette médication ni d'en faire connaître tous les résultats avantageux que la thérapeutique peut en retirer, comme j'ai eu lieu de l'observer en Turquie. Il s'agit ici d'exposer les avantages immenses qui surgissent du massage et de la malaxation sur l'ap-

---

tions copulatrices, sur des sujets déjà arrivés à un âge avancé ou usés par les excès.

pareil génital dans quelques cas d'anaphrodisie. Voici comment je fais procéder : les surfaces rasées, je les fais frictionner avec une brosse ou un morceau d'étoffe rude ; on commence par masser légèrement les tégumens qui recouvrent les muscles de l'appareil génital, peu-à-peu on active cette opération jusqu'à ce que l'éxcitabilité de l'individu soit convenablement élevée. On laisse reposer quelques minutes ; on lubrifie les parties massées et on passe aux muscles ; d'abord on masse doucement selon la direction de leurs fibres ; ensuite on malaxe, jusqu'à ce que le malade ressente une vive douleur. On termine par quelques frictions avec une partie d'un liniment ou pommade, décrits dans la pharmacopée (1). Lorsque les doigts ne suffisent pas pour pénétrer l'interstice musculaire, je les fais armer d'un prolongement en cuir très-dur, aplati en forme de gratoir, maintenu par un gant fixé autour du poignet.

La durée de chaque massage sera plus ou moins prolongée, selon le degré de sensibilité ou d'excitabilité de l'individu. Il pourra être répété une ou deux fois par jour, tous les jours, tous les deux jours. Ce n'est que lorsque les parties qui concourent simultanément à l'érection du membre génital, ont subi toute l'action du massage, qu'on agit sur les enveloppes des testicules, sur le cordon et quelques fois sur les testicules ; trois exemples tirés d'un grand nombre de faits

---

(1) Voyez article pharmacopée.

pratiques suffiront, je l'espère, pour démontrer les résultats du massage et de la malaxation alors employés, concuremment avec les substances qui ont une action spéciale, sur l'appareil génital et la puissante action du congesteur.

Première Observation.

Le Langrave de... âgé de plus de cinquante ans, stature grêle, haute, était affecté d'anaphrodisie depuis près de dix-huit ans, survenue par suite d'excès de table, de chasse et de plaisirs vénériens. Les facultés viriles s'étaient peu-à-peu éteintes et avaient finies par disparaître entièrement. Le prince se maria à une jeune femme qu'il aimait éperdument, sans pouvoir remplir les devoirs conjugaux. Il consulta tour-à-tour les plus célèbres praticiens de l'Europe, suivit plusieurs traitements, il essaya de l'électricité du galvanisme, sans en tirer aucun résultat aphrodisiaque. Le fameux Homéopate germanique fut appelé ; il prescrivit ses gouttes merveilleuses, cette ambroisie des dieux, comme ses adeptes les nomment, sans produire la moindre action des parties sexuelles. Le haut personnage me fut adressé par le professeur Hevercking, premier médecin de S. A. R. le grand duc de Hesse-Darmstadt. A son arrivée à Paris, le prince était atteint de fièvre intermittente qu'il avait gagnée en Hollande. Un traitement convenable avec un bon régime hygiénique, rétablirent sa santé en trois mois et demi. Vers la fin de mai 1833, nous procédâmes au traitement anti-anaphrodisiaque. L'exploration de l'appareil génital, présentait les caractères suivans : membre viril long, flasque, tissu du corps caverneux serré, dur au toucher ; les testicules grêles, petits, enfermés dans un scrotum lâche, peu sensible au toucher, ballotant entre les cuisses, un varicocèle du côté gauche, muscles génitaux peu prononcés ; vessie paresseuse, les urines coulaient lentement, on était forcé quelquefois de passer une sonde ; défécation de matières sèches, toujours difficile et pénible, intervalles de plusieurs jours entre chaque selles (1).

Traitement. L'illustre personnage fut d'abord soumis à des frictions sèches, spécialement dirigées sur les surfaces dorsales jusqu'au bas des fesses ; ensuite, toutes les parties furent frottées avec un tampon de flanelle humecté d'une partie de liniment anti-anaphrodisiaque ; le corps était après recouvert de grosse flanelle rouge (2). Il faisait de l'exercice à pied

---

(1) Il est à remarquer que la plupart des individus affectés d'un aphrodisie, sont constipés, le rectum est paresseux, le sphincter est tellement resserré, qu'ils sont quelques fois, huit, donze et même quinze jours sans aller à la selle. L'effet du massage fait cesser cette incommodité qui, d'ailleurs, pourrait avoir des suites fâcheuses.

(2) J'ignore pourquoi la couleur rouge produit une action plus prononcée sur les surfaces cutanées, particulièrement sur l'appareil génital que tout autre. Des Irlandais, des

et à cheval, il provoquait une douce transpiration dont il se trouvait généralement bien. Je fis commencer les premières opérations du massage sur les muscles spinaux et dorsaux, en suivant le plus possible la direction des faisceaux musculaires, les fesses furent ensuite soumises à la même action, ainsi que les muscles des cuisses, pendant vingt-cinq jours; toutes ces parties furent massées et malaxées une ou deux fois par jour. Tous les quatre jours, le prince prenait un bain astérasique de vingt-six degrés; cinq jours de repos, continuation du massage sur les muscles lombaires et fessiers. Les six muscles de l'appareil génital furent massés avec le plus grand soin; le masseur introduisit un doigt dans le rectum, il agissait sur le sphincter, le releveur de l'anus qui, comme on sait, embrasse les vésicules séminales; les autres muscles subirent aussi, l'exercice du massage (avec le prolongement des dernières phalanges) ainsi que la glande prostate, les testicules, le scrotum, et en dernier lieu, le corps caverneux et le gland; toutes ces parties ayant été malaxées près de vingt jours, j'appliquai le congesteur sur le pénis qui, petit à petit, avec beaucoup de temps, ramena la turgescence de cet organe en lui faisant prendre insensiblement son développement normal. Il fallut agir près de dix mois,

---

Hollandais, des Danois, m'ont assuré, que la couleur rouge guérissait et prévenait le rhumatisme. La plupart des Septentrionaux, portent en voyage, des ceintures de laine.

pour parvenir à remplir de sang toutes les cellules du corps caverneux dont quelques-unes étaient si adhérentes sur elles-mêmes, qu'une rupture était à craindre en forçant les tissus avec l'instrument.

Le prince couchait sur un sommier composé de trèfle rouge, de paille de blé de Turquie et de fougère mâle. Il prenait aussi le sirop anti-anaphrodisiaque ; bientôt il commença à ressentir dans la nuit, une chaleur inaccoutumée dans les parties sexuelles qui se congestaient avec peu d'efforts, et involontairement vers le matin, le sang pénétrait facilement dans le membre génital dont l'érétisme réclamait le besoin d'exercer l'acte copulateur. Quelques pollutions abondantes du fluide séminal annonçaient une grande activité de sécrétion des testicules, dont le développement était notable : du reste, une santé parfaite. Ce fut dans ces circonstances que le Langrave put remplir les devoirs conjugaux. Lorsque l'érection était incomplète, il se servait du congesteur qui complétait avec la plus grande facilité et sans efforts, le développement nécessaire du pénis.

Deuxième Observation.

Un riche propriétaire de Paris, âgé de soixante-six ans, de constitution lymphatique, assez bien conservé, taille moyenne, sans infirmités ; était veuf depuis dix-sept ans, lorsqu'il se laissa toucher par les charmes d'une jeune dame et chercha à l'épouser ; depuis longtemps M. D... avait cessé tout acte copulateur, dans la pensée qu'un repos prolongé des fonctions génitales, lui conserverait ses facultés viriles. Deux mois à peu-près, avant son nouveau mariage, il voulut s'assurer si en effet, il serait en état d'offrir à sa jeune épouse le devoir conjugal ; cette épreuve soumise à tous ses efforts, le convainquit de son impuissance. Le professeur Marjolin dont il réclama les soins, lui prescrivit un traitement et un régime qu'il ne suivit pas assez de temps pour en retirer un bon effet ; le professeur Roux, fut aussi consulté, il prescrivit des douches thermales sur le périnée, mais l'impatience de M. D..., lui fit rejeter tout le traitement; il contracta mariage dans l'espérance que sa jeune femme suffirait pour rétablir ses facultés génératrices. Vain espoir, la torpeur léthargique qui les frappait, fut toujours la même ; très peiné de sa situation, il fut retrouver le professeur Marjolin qui, trop occupé, et ne pouvant continuer de suivre le traitement qu'il avait prescrit, m'adressa M. D...

Parties sexuelles bien conformées, mais flasques, molles, dans l'inertie la plus complète. Le massage malaxé fut employé comme dans la précédente observation, ainsi qu'un traitement et un régime alimentaire convenables à ce sujet. M. D... très impatient, croyait que tout devait céder à son opulence ; au lieu d'avancer le terme de sa guérison, par sa volonté impérieuse, il l'éloigna encore d'avantage. Dix mois furent employés à une foule de soins très-compliqués, très difficiles. Enfin, l'érecteur acheva de ramener la turgescence du membre génital. Toutefois, il restait beaucoup de faiblesse dans les muscles de la région périnéale ; l'acte de la réproduction ne peut être complet qu'avec le secours du cylindre rectal dont l'action secourable sur l'appareil musculaire génital, en excitant et en exerçant tout à la fois une pression directe ou indirecte sur les vésicules séminales, tonifiait toutes les parties, tandis que l'instrument dont nous venons de parler, rendait l'érection du pénis entière ; ce ne fut qu'après toutes ces conditions, que M. D... accomplit l'acte copulateur. Quinze mois plus tard, sa femme le rendit père d'un enfant.

Troisième Observation.

M. le Baron de Saisse, jeune homme de trente-trois ans, taille élevée, de forte constitution musculaire, d'une excellente santé, fut sujet à de grands appétits vénériens ; dès l'âge de seize ans, il ne put pas les satisfaire par des motifs religieux qui le contraignirent à restreindre ses désirs amoureux ; insensiblement ses facultés érectiles diminuèrent et finirent par s'éteindre entièrement. A l'âge de 24 ans, il se maria à une jeune femme charmante dont il était fortement épris. Il fut très étonné de se trouver inapte à accomplir l'œuvre de la génération. Il consulta plusieurs médecins, fit de nombreux remèdes sans arriver à son but. Il était tellement désespéré de sa cruelle situation, qu'il forma plusieurs fois le projet de se donner la mort. Il vint me consulter, sur les promesses positives que je lui donnais, de lui rendre ses facultés érectiles, il se confia à mes soins et revint à l'espérance.

Voici quelle était sa position : parties génitales bien conformées, un peu atrophiées par le défaut d'exercice copulateur, les testicules gros et durs, étaient souvent douloureux par l'exercice immodéré du cheval, qui contribuait à maintenir l'atonie des muscles périnéaux; d'ailleurs la plus belle santé.

Traitement. Cessation de l'exercice du cheval, diminution des substances alimentaires trop nutritives; coucher sur un sommier Anglais. Soumis à l'action des frictions générales et surtout locales, et à des substances propres à diriger une vitalité particulière sur l'appareil génital, l'emploi du congesteur sur le pénis ramèna le sang dans cet organe. Insensiblement de légères érections survinrent, sans devenir assez fortes pour permettre le coït, parce que les muscles érecteurs et éjaculateurs ne participaient qu'imparfaitement et presque point à la turgescence du membre génital. J'eus recours au massage malaxé dont les bons effets ne tardèrent pas à se montrer, alors l'appareil générateur acquit toutes les dispositions normales pour remplir ses fonctions; des pollutions séminales abondantes annonçaient une grande activité, les appétits vénériens se faisaient sentir; enfin, M. le baron de Saisse fut en état de se livrer aux délices conjugaux, et de réparer le temps perdu. Il est maintenant père de cinq enfans.

De l'Influence du Cervelet sur les Fonctions de la Génération.

Dans quelques cas d'anaphrodisies rebelles, j'ai dirigé une médication sur la nuque et particulièrement sur les bosses occipitales, dont j'ai retiré de très bons effets, soit en faisant malaxer les tégumens et les muscles qui recouvrent ces parties ; soit par l'emploi de liniments ou pommades dits anti-anaphrodisiaques qui déterminaient des irritations, des inflammations plus ou moins fortes à produire d'abondantes suppurations ; d'autres fois, quelques vésicatoires volants suffisaient pour réveiller ou aviver les forces viriles. Dans d'autres circonstances, j'ai eu recours à l'emploi de ventouses scarifiées, de moxas, de cautères longtemps entretenus, dont je me suis bien trouvé.

Dans le priapisme, le satyriasis, l'hystérie, les résultats ont été presque constants par l'application immédiate des sangsues sur les bosses occipitales, dont on recouvrait les morçures, d'un épais cataplasme émollient, ou de plantes, de graines communément appelées froides ; dans quelques circonstances, des lotions froides acidules et même de la neige ou de la glace pilée, ont calmé avec efficacité, les névroses de l'appareil génital.

On trouve dans le bulletin des sciences de médecine de Bologne, du mois de juillet 1838, deux observations sous la dénomination, *Casi comprovanti l'influenza del cervelletto sulle funsioni delle parti generative*; del doctor *Giuseppe Cittarelli*, medico in S.-Martino in Argine.

« 1re *Observation*. — Il s'agit d'une femme âgée
« d'environ trente cinq ans, très-disposée à remplir
« les devoirs du mariage, elle fut frappée violemment
« par une grosse branche d'un mûrier (sous lequel
« elle se trouvait), sur la partie postérieure de la
« tête qui la fit tomber par terre évanouie ; elle resta
« quelque temps sans secours, toutefois, elle reprit
« peu-à-peu ses sens et rentra dans sa maison. Quel-
« ques jours après cet accident elle ressentit une sen-
« sation désagréable et même douloureuse dans le
« conduit vulvo-vaginal d'où il s'échappait un léger
« écoulement de matière blanchâtre ; elle remarqua,
« que lorsque la douleur vaginale cessait, il lui en
« survenait une forte à la nuque, précisément sur
« l'endroit ou la branche avait porté ; elle éprouvait
« de plus une grande répugnance dans les exercices
« copulateurs, et s'inquiétait d'avoir perdu les dispo-
« sitions d'un sentiment qu'elle avait tant aimé. Le
« docteur *Cittarelli* fit pratiquer une large saignée
« au bras, recommanda les demi-bains émolliens, la
« diète et des boissons délayantes. Il prescrivit deux
« applications de sangsues sur la nuque ; enfin le cin-
« quième jour, il ordonna des frictions sur les bos-
« ses occipitales avec un liniment contenant du tartre
« stibié, qui produisit une forte inflammation, et se
« termina par une abondante suppuration.

« L'écoulement vaginal disparut entièrement, ainsi
« que la douleur. Finalement, les fonctions de la ré-
« production récupérèrent leurs premières sensations.
« Cette femme jouit maintenant de la plus parfaite
» santé.

« La deuxième observation a pour objet celle d'un
« homme âgé de 40 ans, qui avait une forte inflam-
« mation aux testicules, dont il attribuait la cause
« aux désirs d'exercer les fonctions copulatrices ; déjà
« il avait éprouvé la même maladie : le scrotum était
« gonflé, chaud et douloureux ; le médecin, auteur
« de ces deux observations, reconnut une orchite
« dont le résultat était dû à l'effet d'une grande accu-
« mulation de matière séminale (spermatocèle). Il
« pratiqua une copieuse saignée, il prescrivit des
« bains tièdes d'abord, et les rendit graduellement
« plus froids, et pour boisson de la limonade tarta-
« risée. Le malade n'ayant retiré aucun avantage de
« cette curation, il lui fit appliquer douze sangsues
« à la nuque, qui firent un très-grand bien. Les par-
« ties malades furent imbibées d'eau de neige (*in aquâ*
« *nivatâ*) sans interruption pendant quinze jours, en
« même temps qu'on frictionnait la nuque avec le li-
« niment d'Auteurich (*l'onzione di Auteurich*). Ces
« moyens obtinrent une résolution complète de la
« tumeur inflammatoire des testicules. »

§ II. Maladies des Organes de sécrétion.

1° *Absence des Testicules.* L'absence des testicules dans les bourses ne peut être considérée comme une cause de stérilité, car il arrive quelquefois qu'ils sont retenus dans l'abdomen jusqu'à un certain âge et même pendant toute la vie, sans que les individus qui offrent cette disposition soient moins aptes à la fécondation ; on a même observé que cette conformation ne fait rendre que plus vifs et plus impérieux les désirs vénériens, et plus active la sécrétion du sperme.

La privation d'un testicule n'exclut pas non plus la faculté génératrice, d'autant que cette circonstance, dont on a peu d'exemples bien constatés, paraît s'accompagner d'une sorte d'hypertrophie du testicule existant.

Quant à l'absence absolue des deux glandes, nul doute qu'elle ne frappe de stérilité ceux que la nature a ainsi disgraciés. On a cependant prétendu que des castrats avaient engendré peu de temps après avoir perdu les testicules. *Cabrol* a même cité l'observation d'un soldat, qui fut condamné pour crime de viol, bien qu'après sa mort l'on ne trouvât aucune trace de testicule ni dans le scrotum, ni dans l'abdomen ; mais outre que de tels faits sont loin d'être authentiques, il doit être extrêmement rare que la nature, si attentive aux phénomènes de la reproduction, oublie la formation des organes qui y sont spécialement affectés.

2° *Atrophie des Testicules.* Une compression longtemps continuée, une continence absolue, les seuls progrès de l'âge, peuvent atrophier les testicules, au point d'annihiler leurs fonctions. On trouve dans Hippocrate (1) et dans Galien (2), des exemples de cet accident qui toutefois est assez rare aujourd'hui. On croit aussi avoir observé que des individus soumis à l'influence d'émanations saturnines, présentaient cette disposition (3).

Lorsque l'atrophie des testicules n'est pas le résultat d'un vice organique quelconque, on peut espérer sa guérison par l'usage de linimens stimulans, ammoniacaux et cantharidés, par des embrocations aromatiques, par l'éloignement des causes qui l'ont déterminée, et surtout par l'exercice de la partie atrophiée, lorsqu'elle est due à une continence trop prolongée.

3° *Adhérence des Testicules à l'anneau suspubien.* Il peut arriver que les testicules sortant de l'abdomen soient retenus dans l'anneau inguinal et y contractent des adhérences plus ou moins intimes qui déterminent leur atrophie et par suite même leur disparition. Cette circonstance peut également amener leur étranglement, ainsi que M. Richerand en rapporte un exemple remarquable. Le professeur Dupuytren a rencontré le même accident, il y a quelques années, chez un sujet adulte. L'opération que cet habile chirurgien pratiqua

---

(1) *De aere, aquis et loci.*
(2) *Quæst.* 46, *casp. à Rcies.*
(3) Traité de la Colique métall., par F. V. Mérat.

à cet effet fut suivie d'un tel succès, que le malade pût recouvrer avec la santé ses facultés viriles. Toutefois je ne pense pas que l'art puisse s'autoriser d'un tel fait pour tenter la même opération dans le cas de simple adhérence du testicule, lors même que l'impuissance qui l'accompagnerait demeurerait rebelle à tout autre moyen.

4° *Hydrocèle*. Cette maladie, que Boerhaave regardait comme une cause de stérilité, ne paraît cependant nuire à la génération qu'en changeant les dimensions naturelles du pénis; car aucune observation n'a encore prouvé qu'elle altérât la sécrétion du sperme.

5° *Sarcocèle* et *hydro-sarcocèle*. Il n'en est pas de même du sarcocèle et de sa complication avec la maladie précédente; car outre que ces deux affections rendent plus ou moins difficile l'exercice du coït, elles peuvent donner lieu à la stérilité par le trouble qu'elles causent dans l'action sécrétoire des testicules; on conçoit néanmoins que cette circonstance ne pourrait être une cause nécessaire de stérilité, qu'autant que les deux testicules seraient affectés en même temps; car il suffit que la sécrétion de la sémence s'opère d'un seul côté pour rendre le coït fécond. On a même cité plusieurs observations d'individus qui n'étaient nullement privés des prorogatives de leur sexe, quoiqu'atteints d'un double sarcocèle. M. Marc avait pensé que dans ce cas la maladie affecte seulement la tunique vaginale; mais quelques faits rapportés par M. Roux tendent à prouver qu'elle siège uniquement dans le tissu cellulaire du scrotum, bien qu'elle présente alors tous les caractères extérieurs du sarcocèle.

La raison seule doit dicter les moyens d'obvier aux inconvéniens qui résultent des tumeurs scrotales assez volumineuses pour nuire à l'acte générateur. L'art peut bien arrêter les progrès d'une induration squirrheuse commençante, par des émissions sanguines, par des bains, des cataplasmes émolliens, et autres moyens généraux; mais l'existence réelle du sarcocèle ou cancer du testicule, doit nécessairement rendre stérile l'individu qui en est affecté, aucun autre moyen ne pouvant lui être opposé que l'ablation.

6º *Spermatocèle.* Le spermatocèle est moins une cause de stérilité par lui même que par les circonstances qui le produisent; c'est ainsi, en effet, que les engorgemens de l'épidydime, de la prostate, des vésicules, ou des canaux chargés de transmettre audehors le fluide séminal déterminent le plus ordinairement cette affection.

S'il était possible de concevoir une continence assez prolongée pour donner lieu à cet accident, le premier remède serait sans doute de provoquer l'émission de la semence; mais comme la maladie est presque toujours symptomatique, on doit surtout s'attacher à en combattre les causes par les différens moyens que l'art indique pour chacune d'elles. (*Voyez les maladies des canaux déférens, de l'urètre,* etc.)

7º *Ossification des testicules.* La transformation osseuse des testicules n'est pas une circonstance très-rare chez des sujets déjà avancés en âge; on l'a rencontrée plusieurs fois chez des adultes à la suite d'induration squirrheuse de ces organes. Elle a même été observée chez des jeunes gens qui avaient à peine atteint l'époque de la puberté. Le professeur Dubois a pratiqué, il y a quelques années, la castration à un jeune homme de dix-sept ans dont les testicules étaient entièrement ossifiées dans leur centre. Cet accident, qui entraîne nécessairement la stérilité, se refuse à toute espèce de traitement.

8° *Obstruction des canaux déférens.* Je ne sache pas que l'anatomie pathologique ait encore noté ce genre d'altération. Cependant si l'on se rappelle la longueur, la flexuosité et l'excessive ténuité des canaux déférens, surtout depuis l'épidydime jusqu'à leur rentrée dans l'abdomen, on concevra facilement la possibilité de leur oblitération. J'avoue du moins l'avoir soupçonnée plus d'une fois chez des individus qui, après plusieurs inflammations des testicules et des cordons, sont restés stériles. Du reste l'art ne posséderait aucun moyen de remédier à cet accident, alors même qu'il parviendrait à le découvrir.

9° *Dilatation et relâchement des canaux déférens.* On a plusieurs exemples de ce phénomène coïncidant avec une diminution sensible de l'excrétion séminale. M. Troussel Delvincourt a publié dans le *Nouveau Journal de Médecine* pour le mois d'octobre 1820, l'observation d'une maladie du canal déférent droit qui avait acquis deux pouces de diamètre.

Lorsque cette affection est parvenue à un degré qui permet de la distinguer, on peut lui opposer avec quelque succès les applications de glace, les préparations saturnines, alumineuses et autres topiques astringens.

10° *Cirsocèle.* La tumeur variqueuse des veines spermatiques peut être assez considérable pour comprimer les canaux déférens et amener la stérilité. Bien que cette circonstance diffère essentiellement de la précédente quant à la nature du tissu affecté, les mêmes moyens topiques lui sont également applicables ; mais s'il arrivait que, malgré leur emploi long-temps continué, les tumeurs conservassent assez de volume pour arrêter l'excrétion du sperme, il ne faudrait pas hésiter d'en faire l'excision, ainsi qu'elle fut pratiquée chez un chirurgien dont le docteur Mouton nous a fait connaître l'histoire (1).

§ III. MALADIES DES ORGANES D'ÉMISSION.

1° *Lésions particulières de la Prostate.*

Personne que je sache n'a encore étudié les maladies de la glande prostate sous le rapport de la stérilité ; les recherches de Desault (2), de Chopart (3), de sir Everard Home (4), et de beaucoup d'autres auteurs qui

---

(1) Dict. des Scien. Méd., tom. V.
(2) OEuvres Chirurgicales, t. III, page 220.
(3) Traité des Maladies des voies urinaires.
(4) Maladie de la glande prostate, trad. par Léon Marchant.

ont fait une étude toute particulière de ces maladies, ont eu uniquement pour but de faire connaître les obstacles, qu'elles peuvent apporter à l'excrétion de l'urine. Néanmoins si l'on se rappelle la position respective de la prostate, ses rapports intimes avec l'urètre et les vaisseaux séminaux, il est facile d'apprécier l'influence qu'elles peuvent avoir sur l'émission de la liqueur spermatique, indépendamment même de celle de l'urine. Morgagni (1), qu'il faut toujours consulter quand il s'agit d'éclairer les points de doctrine les plus obscurs, a recueilli sur cet objet les faits les plus propres à confirmer cette vérité. C'est ainsi qu'il dit avoir trouvé à l'ouverture de plusieurs individus qui avaient été atteints de rétentions de sperme pendant la vie, des *engorgemens* plus ou moins considérables de la prostate, des *indurations squirrheuses* et *cartilagineuses*, des *concrétions pierreuses* etc., etc.

On sait toutefois que ces diverses légions ne peuvent nuire à la génération qu'en exerçant une action pour ainsi dire mécanique sur les conduits chargés de transmettre au-dehors le fluide séminal. Car il n'est pas plus permis, dans l'état actuel de la science, d'apprécier les vices de sécrétion de la prostate, comme constituant de véritables causes de stérilité, que de déterminer la part que peuvent prendre les fonctions de cette glande dans l'œuvre de la génération.

Il n'est pas toujours facile de reconnaître dans l'état

---

(1) *De sedib. et caus. morb.*, tom. II.

de vie la nature de l'altération qui forme l'obstacle à l'émission du fluide séminal : seulement on peut fixer avec assez de certitude le diagnostic d'une tuméfaction quelconque de la prostate sur les symtômes qui émanent du trouble simultané des excrétions séminale, urinaire et fécale, jointe à la difficulté de faire pénétrer dans la vessie une sonde qui a été facilement introduite jusqu'au commencement de la prostate.

Desault établissait aussi comme signes de l'engorgement variqueux de cette glande, la lenteur avec laquelle se fait la défécation, l'indolence de la tumeur, lorsqu'on la comprime avec le doigt introduit dans le rectum ; et l'absence des cuissons quand les urines traversent le canal.

Quant aux indurations squirrheuse et cartilagineuse de la prostate, il n'est aucun signe particulier de les reconnaître, à moins que la tuméfaction soit telle qu'elle puisse être sensible au toucher lors de l'introduction du doigt dans le rectum.

Il est encore plus difficile de distinguer la présence de concrétions pierreuses dans le corps de la prostate ou dans les conduits éjaculateurs, en ce que leur volume est ordinairement assez petit pour ne pas augmenter, d'une manière sensible, celui de la glande.

La difficulté d'établir ici des règles thérapeutiques dépend nécessairement de celle du diagnostic ou du degré d'altération de l'organe affecté. Lorsque la tuméfaction de la prostate paraît être simplement l'effet de l'engorgement variqueux des vaisseaux de cette partie, on peut lui opposer avec quelque succès la situation horizontale du malade jointe à l'introduction de sondes de gomme élastique dont on augmente graduellement le calibre. On dégorge directement les vaisseaux au moyen de sangsues à l'anus, en même temps que l'on s'oppose à un nouvel afflux de sang dans la partie en appliquant sur la région du périnée de la glace pilée, des linges trempés dans l'acétate de plomb liquide; en entretenant le ventre libre au moyen de demi-lavemens froids, en évitant avec soin tous les efforts capables d'imprimer à la circulation abdominale une impulsion qui puisse favoriser de nouveau l'engorgement.

Il est d'autant plus difficile de remédier aux indurations squirrheuse et cartilagineuse de la prostate sous le rapport de la stérilité, que les conduits éjaculateurs participent eux-mêmes à l'altération; néanmoins après avoir fait usage de sondes de gomme élastique dans le but d'entretenir la continuité de l'urètre, on peut employer avec quelque espoir de succès, surtout si la maladie n'est pas ancienne, les frictions mercurielles pratiquées sur la région du périnée, l'emplâtre de jusquiame et de belladone, les fondans pris à l'intérieur, les bains et autres moyens généraux; mais on conçoit que si la tuméfaction de la prostate s'accompagnait de l'adhésion des parois des conduits éjaculateurs, la stérilité en serait la conséquence nécessaire et incurable. Quant aux calculs prostatiques, il est difficile de leur opposer d'autres moyens que l'emploi des remèdes généraux, notamment des bains et des cataplasmes émolliens appliqués sur le périnée. Non seulement ils calment les vives douleurs et les accidens inflammatoires qui accompagnent ordinairement cette maladie; mais il peut arriver qu'employés avec persévérance ils finissent par amener la sortie des calculs par l'urètre, ce qu'il est d'autant plus permis d'espérer, que l'on a souvent trouvé ces corps étrangers à l'embouchure même des conduits éjaculateurs. M. Nauche a publié l'observation d'un homme de lettres qui, après avoir éprouvé pendant près de quatre mois tous les accidens dus à la présence de corps étrangers dans la prostate, en fut complètement délivré après avoir rendu par l'urètre plusieurs calculs (1). Dans le cas où ces calculs manifesteraient leur présence par une saillie au périnée, le même auteur conseille d'en faire l'extraction en pratiquant une incision sur la tumeur même. Mais peut-être devrait-on suivre, en pareil cas, le conseil de Desault, c'est-à-dire, opérer d'après le procédé indiqué pour l'extraction des calculs vésicaux, dans la crainte de quelque erreur de diagnostic.

---

(1) *Maladies de la vessie et du conduit urinaire*, deuxième édition, page 149; ouvrage publié à l'occasion du concours ouvert par l'Académie de Médecine de Vienne, en Autriche, et dans lequel cet auteur a éclairé plusieurs questions importantes relatives à ce sujet.

2° *Maladies du vérumontanum.*

Tout le monde connaît la disposition de cette espèce de luette urétrale, placée en arrière des orifices obliques des conduits éjaculateurs, de ceux de la prostate et des glandes de Cowper. Elle établit une digue capable d'empêcher la rétrogression de leurs fluides dans la vessie au moment de l'éjaculation.

Les femmes galantes, pour empêcher la fécondité, exercent une pression très-forte au-dessus de la valvule urétrale, au moment de l'éjaculation, de telle sorte que la valvule cède, et que le liquide pénètre dans la vessie au lieu de suivre la direction que lui donne le canal de l'urètre; et il arrive qu'insensiblement le cours de la sémence suit une fausse direction. Cette cause de stérilité est très-grave et difficile à guérir. Depuis la dernière édition de cet ouvrage, onze cas de ce genre se sont présentés à mon observation : les érections étaient plus ou moins franches et les éjaculations nulles; la sensation de la volupté est elle-même presque nulle dans cette situation déplorable qui convertit pour ainsi dire l'homme viril en véritable eunuque. Les moyens mécaniques n'ont pas toujours obtenu le succès que j'aurais désiré. Toutefois la plupart, après un traitement long, pénible, sont arrivés à une projection séminale plus ou moins entière, par l'usage de la pelote fixée derrière la prostate.

Les maladies du vérumontanum sont le plus ordinairement concomitantes à celles de la prostate, mais il peut arriver aussi qu'elles se manifestent indépendamment de ces dernières, surtout à la suite de blennhorragies répétées ou mal guéries. Les maladies qui peuvent avoir lieu sous l'influence de telles causes, et qu'il importe d'étudier spécialement sous le rapport de la stérilité, sont *l'engorgement* et *l'induration* de cette partie.

Morgagni, de Blegny et sir Everard Home ont rapporté des exemples de stérilité due à ces deux genres d'altération qui se lient presque constamment à l'oblitération des orifices des conduits éjaculateurs. De la Peyronie (1) cite l'observation d'un homme qui ne pouvait éjaculer, bien que l'excrétion de l'urine fût libre. Après sa mort, il trouva à la face postérieure du vérumontanum une cicatrice qui avait changé la direction des conduits éjaculateurs, de manière à imprimer au fluide séminal une route toute opposée à celle de l'urètre. Cette dernière circonstance peut être simplement l'effet de l'obliquité du vérumontanum vers le col de la vessie, par l'effort que la semence exerce sur cette partie lorsque l'urètre éprouve une pression quelconque à l'instant de l'éjaculation. Je donne en ce moment des soins à un Monsieur nouvellement marié qui, pour avoir souffert cette inconcevable pratique pendant plusieurs années, a complètement perdu la faculté d'éjaculer, bien qu'il éprouve la même aptitude et la même délectation voluptueuse dans l'exercice du coït.

(1) Mémoires de l'Académie de Chirurgie, t. II.

On conçoit qu'il n'est pas moins difficile de remédier à ces diverses causes de stérilité, que de pouvoir constater leur existence dans l'état de vie. L'art ne possède dans le cas d'engorgement et d'induration aucun moyen particulier, autre que ceux indiqués contre les rétentions d'urine dues aux mêmes altérations. *(Voir* sur cet objet les Traités *ex professo* de Chopart, de Desault, de Louis, de Petit, etc., etc.) Lorsque le défaut d'éjaculation paraît être l'effet d'une disposition particulière du vérumontanum, qui a changé la direction du fluide séminal, on peut espérer de rendre à ce dernier son cours naturel par l'usage des moyens mécaniques propres à surmonter sa tendance à prendre une marche rétrograde; c'est ainsi que j'ai employé avec le plus parfait succès une pelote qui, fixée à la partie du périnée correspondant à la portion prostatique de l'urètre, exerce, à l'instant du coït, une compression capable de s'opposer à l'abord du fluide séminal dans la vessie.

3° *Maladies de l'urètre.*

Plusieurs maladies de l'urètre peuvent interrompre le cours naturel de la semence, soit en leur opposant des obstacles réels, soit en changeant la direction qui lui est nécessaire pour remplir le but des unions sexuelles. J'ai déjà parlé, à l'occasion de l'hypospadias, des rétrécissemens de l'urètre comme causes de ces deux phénomènes, qui peuvent avoir lieu simultanément (*Voyez* pag. 54 et suiv.), et pour ne pas revenir sur une matière dont les détails appartiennent plus particulièrement à l'histoire des maladies des voies urinaires, je me bornerai à ajouter ici quelques réflexions qui peuvent être d'un intérêt plus direct au but de ce travail.

Lorsque les obstacles qui ont déterminé la formation des fistules urinaires ont été combattus avec assez de succès pour rétablir, dans toute sa liberté, la continuité de l'urètre, l'ouverture fistulaire peut encore livrer passage aux fluides urinaire et séminal, et contrarier plus ou moins le vœu de la nature dans l'accomplissement de l'acte générateur. Cette circonstance arrive principalement dans les fistules urinaires anciennes, dont les parois sont revêtues d'une membrane muqueuse accidentelle, et surtout lorsque l'ouverture a pris l'aspect d'un orifice naturel avec perte de substance plus ou moins considérable, qui ôte tout espoir de guérison. On trouve dans l'ouvrage de Chopart, sur les maladies des voies urinaires, et dans les recueils de chirurgie militaire, un assez grand nombre de cas de cette nature, contre lesquels l'art ne peut opposer que des moyens mécaniques, capables de rendre à la semence et à l'urine leur cours naturel; j'ai employé dans plusieurs circonstances une plaque de gomme élastique, assez mince pour ne pas nuire à l'acte copulateur, et façonnée de manière à pouvoir fermer tout accès à la semence par l'ouverture fistulaire, lors de l'éjaculation : il y a peu de temps que j'eus occasion de constater l'efficacité de ce moyen par le fait suivant.

Un colonel de cavalerie, M. D***, portait depuis longtemps, à la base de la verge, une fistule urinaire, suite de plusieurs blennhorragies mal traitées ; l'ouverture qui livrait également passage à la semence et à l'urine était telle que l'on ne pouvait espérer de la guérir ; néanmoins, M. D*** se maria dans cet état, et vint plusieurs mois après me consulter : après lui avoir conseillé l'usage des sondes de gomme élastique, dont on augmenta graduellement le calibre pour favoriser l'ampliation de l'urètre, je fis appliquer sur l'ouverture fistulaire une plaque de gomme élastique, contenue par deux petits rubans de soie, arrêtés sur la plaque elle-même, et par deux autres fixés au tour du bassin. Ce simple appareil eut, en effet, tout le succès que je pouvais en espérer ; car neuf mois après son application, il avait mis le comble aux vœux des deux époux. Je pourrais citer plusieurs autres exemples de ce genre, dont j'ai rendu témoins M. Esparron, et plus récemment encore mon honorable ami le docteur Nauche.

4° *Maladies des muscles qui concourent à l'émission de la semence.*

Les muscles releveurs de l'anus, bulbo-caverneux et transverse du périnée, dont l'action convulsive doit compléter l'éjaculation, peuvent perdre leur motilité, et tomber dans un état de paralysie, par les progrès de l'âge, par l'abus des plaisirs vénériens, par des maladies antécédentes, telles que l'apoplexie, l'hémiplégie, l'empoisonnement par le gaz acide carbonique, etc. Nous avons vu aussi plusieurs individus être atteints d'impuissance par suite de blessures au périnée, avec perte de substance.

Il n'est pas également facile de remédier à la stérilité qui résulte de ces différentes causes : lorsqu'elle est l'effet de l'âge ou des excès énervans de la masturbation, on peut d'autant moins espérer de la guérir, qu'elle s'accompagne alors d'une véritable anaphrodisie, c'est-à-dire, d'un défaut de sensibilité et d'afflux de sang nécessaire à l'érection du pénis. (*Voir* Anaphrodisie, pag. 80.) Néanmoins, après avoir soumis les organes génitaux à un repos plus ou moins prolongé, et avoir réparé par tous les moyens convenables, les forces épuisées, on peut user, de frictions sur le périnée, avec les linimens spiritueux et excitans, de bains, de douches d'eaux minérales sulfureuses et ferrugineuses, et principalement de l'emploi du massage malaxé dont l'effet est si efficace dans la plupart de ces cas, ainsi que sur le relâchement ou faiblesse des sphincters ; une médication dirigée sur les bosses occipitales, sur la nuque, produira dans quelques cas de bons résultats. Baillou recommandait aussi aux vieillards d'attendre l'érection du matin pour entreprendre l'acte copulateur, parce qu'alors l'état de plénitude de la vessie comprimant les vésicules séminales, vient au secours des muscles éjaculateurs ; c'est pour atteindre le même but, que dans plusieurs cas j'ai donné le conseil d'introduire dans le rectum un cylindre ou suppositoire de gomme élastique.

Un général de cavalerie, Autrichien, qui s'était livré à toutes sortes d'excès dans sa jeunesse, ne pouvait éjaculer à l'âge de cinquante ans, bien que les érections eussent lieu. S'étant marié à cette époque, il sentit plus que jamais le besoin de trouver des secours à son impuissance et vint me consulter; l'emploi du cylindre, joint à l'état de plénitude de la vessie, lui permit d'accomplir l'acte du mariage et d'en obtenir les fruits les plus désirés.

Si l'atonie musculaire était la conséquence d'une affection cérébrale quelconque, le médecin devrait d'abord diriger son attention sur cette cause, et s'il était assez heureux pour l'avoir combattue avec succès, il trouverait, en outre, de puissans remèdes à la maladie locale dans l'usage de linimens stimulans et cantharidés, des douches ascendantes de Barége, et surtout dans l'application de moxas ou de ventouses à la région du périnée.

Les fissures ou gerçures de l'anus, le resserrement spasmodique du sphincter, sont des maladies qui empêchent ou rendent douloureuses les fonctions copulatrices, leurs traitemens consistent dans un régime doux, délayant, des fomentations émollientes, des injections de laitue, de morelle, de graines de citrouilles, concombres, de coing et de melon. Le baron Boyer tirait un grand avantage de la pommade suivante:

   Sain-doux...................... ℥ ij
   Suc de joubarbe.............
   id. de morelle..............
   Huile d'amandes douces....... ana IV.

On fait fondre cette pommade à une douce chaleur; et on injecte deux ou trois cuillerées dans le rectum. On repète cette injection deux ou trois fois dans la journée.

L'introduction de longues et grosses mèches de charpie enduites d'une pommade douce et opiacée peut produire de bons effets. Presque toujours ces moyens sont insuffisans pour guérir ces maladies et souvent même pour en diminuer les souffrances. Cependant l'expérience, l'habilité des grands chirurgiens modernes, nous ont enseignés la curabilité de ces sortes de lésions, elle consiste dans une ou deux incisions profondes, le célèbre praticien que je viens de citer la faisait d'un seul coup de bistouri. Il prenait un bistouri dont la lame très étroite était coupée carrément et arrondie à son extrémité, il le faisait glisser à plat en le dirigeant avec le doigt indicateur d'une main; introduit dans le rectum d'un seul coup, il divisait les membranes intestinales, les sphincters, le tissu cellulaire et les tégumens. Il formait ainsi une plaie triangulaire dont le sommet répond à l'intestin et la base à la peau.

C'est d'après ces indications que nous avons fait cesser des constrictions du sphincter avec ou sans fissure qui rendait le coït impossible par les douleurs affreuses que les érections causaient; une seule ou double incision, une à droite et une à gauche, ont guéri constamment ces lésions (1).

---

(1) *Voyez* le traité des maladies chirurgicales du Baron Boyer, vol. 10, pag. 130.

Quant à la stérilité qui serait produite par une blessure, avec perte de substance de cette partie, l'art ne pourrait opposer que le moyen mécanique précipité.

§ II. MALADIES DES ORGANES DE CONSERVATION.

Les maladies des *vésicules séminales* sont encore presqu'uniquement du domaine de l'anatomie pathologique ; aussi n'en parlerons-nous ici que pour faire sentir toutes les difficultés de leur diagnostic et de leur traitement. Morgagni, de Blegny, Littré, Lapeyronie, Desault, etc., ont cité des exemples de stérilité produites dans diverses altérations de ces organes (*inflammation, suppuration, induration, ossification*, etc.). Mais comme ils ne les ont observées qu'après la mort, ils n'ont pu établir de préceptes, à l'aide desquels on put les reconnaître et les combattre. Une douleur fixe au périnée augmentant par l'exercice du coït, surtout à l'instant de l'éjaculation ; la dysurie sans autre trouble de l'appareil urinaire, le ténesme indépendant de tout autre phénomène morbide du gros intestin, la diminution ou la suspension de l'excrétion séminale, etc., peuvent toutefois mettre sur la voie d'un état pathologique quelconque dans les vésicules séminales; mais il est difficile de déterminer sa nature et d'établir d'autres règles de traitement que l'emploi des moyens généraux, tels que les demi-bains, les lavemens émolliens, les boissons tempérantes, émulsives; etc. Dans quelques cas aussi j'ai employé avec quelques succès le séton au périnée, dont j'ai entretenu la suppuration pendant plusieurs mois. De légers moxas souvent répétés ont aussi produit de bons effets.

—

ARTICLE II.

De la stérilité dépendante de causes générales inhérentes à la constitution de l'homme.

La plupart des causes de stérilité que nous étudions jusqu'alors, sont plus ou moins appréciables et se prêtent plus ou moins à des moyens de traitement; mais il n'en est pas même de celles qui doivent faire l'objet de cet article. Ici, en effet, nous verrons l'étiologie de la stérilité s'envelopper d'une sorte d'obscurité, et souvent même échapper entièrement à l'investigation de nos sens. Néanmoins, pour ne rien omettre de ce que la science et l'observation ont pu recueillir de plus positif sur cet objet, nous rapportons à deux divisions principales toutes les causes qui peuvent donner lieu à ce genre de stérilité. C'est ainsi que nous étudierons successivement, 1° sous le titre de *dispositions physiologiques*, celles qui appartiennent aux âges, tempéramens, idiosyncrasies, etc., etc.; 2° et sous celui de *dispositions pathologiques*, les maladies générales, telles que les cachéxies scorbutique, scrophuleuse, vénérienne, etc., etc.

§ I. DISPOSITIONS PHYSIOLOGIQUES.

1° *Ages.* — L'homme n'est pas apte à la génération

dès l'instant qu'il a acquis l'époque de la puberté. La simple transition de la puéritie à l'adolescence ne peut à elle seule constituer une telle faculté, ainsi que l'ont pensé quelques auteurs ; il ne suffit pas, en effet, que la sémence soit sécrétée pour être prolifique, elle doit être élaborée par des organes parvenus à leur développement, or, s'il y a quelque exagération dans l'opinion de Buffon (1) qui fixe cette époque à l'âge de vingt-quatre ans, nous ne pensons pas quelle puisse avoir lieu en général, avant celui de vingt ans, ainsi que le pensait Linnée (2). On voit, à la vérité, bien des individus donner avant ce dernier âge des preuves de fécondité ; mais outre qu'ils ne communiquent pour ainsi dire la vie qu'au prix de la leur, les produits qui naissent de telles générations sont le plus ordinairement faibles et languissans.

L'homme conserve plus long-temps que la femme ses facultés génitales ; mais ce serait une erreur de croire qu'il réunit toutes les conditions relatives à la génération, parce qu'il donne encore parfois des étincelles de vie reproductive à un âge de décroissement et de décrépitude. Du reste, rien ne fixe le principe ni le terme de la puissance génitale dans l'homme ; elle résulte du concours de circonstances qui impriment à ses sens leur type de vie et de sensibilité ; c'est ainsi que l'homme dont la puberté fut précoce

---

(1) Hist. nat. de l'homme.
(2) *Metamorphosis humana.*

et la vie reproductive très-active, cesse d'exister pour l'autre sexe, long-temps avant celui dont la nubilité fut retardée par l'éducation, par les habitudes privées. Aussi doit-on avoir égard à la disposition générale de l'économie, lorsqu'il s'agit de porter sur l'appareil génital une excitation quelconque; l'on ne peut même être autorisé à l'emploi des médicamens aphrodisiaques, qu'autant que l'impuissance a lieu chez des sujets qui ont acquis leur entier développement, sans avoir encore éprouvé le besoin de se reproduire, ou chez ceux dont les années ont glacé les sens sans toutefois avoir détérioré leur constitution.

Les individus que des circonstances si différentes peuvent rendre stériles, rentrent néanmoins dans les mêmes conditions physiologiques et doivent être placés sous l'influence des mêmes moyens thérapeutiques; car si l'un a besoin de stimulans directs pour vivifier des organes profondément assoupis, il faut à l'autre de nouveaux excitans pour réveiller une sensibilité qui s'éteint chaque jour par les progrès de l'âge.

Un grand seigneur polonais qui avait abusé dans sa première jeunesse des plaisirs vénériens, avait entièrement perdu ses facultés viriles à l'âge de trente-cinq ans; il avait consulté successivement, à ce sujet, les docteurs Hufeland, Osiander, Caro, et en dernier lieu, le célèbre Tomassini qui voulut bien me l'adresser. Le Prince avait alors quarante-cinq ans et semblait déjà tout courbé sous le poids des années, il se plaignait surtout d'une douleur gravative le long de la moelle épinière, jointe à une extrême difficulté de marcher; toutes les fonctions organiques et surtout les fonctions digestives étaient profondément altérées. Portant d'abord mon attention sur l'état d'épuisement qui était le principe évident de l'impuissance, je donnai au malade le conseil de s'isoler entièrement de la société pour se préparer à un traitement anti-anaphrodisiaque. Il vécut avec quelques amis pendant plusieurs mois, dans une petite maison de campagne où il partageait son temps entre la chasse, la pêche et le jardinage. Joignant à l'influence de ce moyen un régime essentiellement analeptique continué pendant environ l'espace de six mois, je lui conseillai ensuite l'usage du sirop suivant, que je fis ajouter à une légère tisane de chicorée sauvage, à la dose de 4 à 5 cuillerées par jour.

  Semence de cacao.............................. ℥ iv;
  Gousses de vanille.............................. ℥ ß;
  Racine de ginseng du Japon................ ℨ v;
  — De Jean Lopez................................. ℨ iij;
  — De gentiane..................................... ℥ ij;
  Sucre blanc.. ℔ iv;
  Eau commune.................................... q. s.;
  Teinture de safran.............................. ℨ ij.

Chaque jour, je lui faisais frictionner la colonne épinière, la partie interne des cuisses, le scrotum, etc. avec le liniment anti-anaphrodisiaque ordinaire (*Voyez la Pharmacologie*). Le Prince portait nuit et jour une ceinture astérasique dans laquelle entrait la teinture d'ambre gris et l'huile essentielle de roses orientales. Le malade commençait à éprouver l'heureuse influence de ce traitement lorsque le froid de la saison obligea de le suspendre. Je lui conseillai d'aller passer une partie de l'hiver à Nice, où il reprit son traitement qui eut alors tout le succès désiré. Le Prince s'est marié depuis cette époque, et a maintenant trois enfans.

2° *Tempéramens.* Les tempéramens ont surtout une influence bien manifeste sur le degré d'énergie des facultés génitales ; on sait que l'ardeur amoureuse s'allie ordinairement avec les tempéramens bilieux et nerveux, tandis que les constitutions éminemment lymphatiques s'accompagnent souvent d'une sorte de frigidités qui les rend stériles. La même remarque a été également faite à l'égard des individus qui sont doués d'une excessive obésité. Il semble que dans de telles circonstances toutes les forces vitales aient abandonné les organes génitaux pour se porter sur tel système dont elles augmentent la nutrition. Les fleurs prolifères, qui ne sont stérilles que parce que leurs étamines sont converties en pétales par un excès de nourriture, nous donnent assez l'image de cette sorte de stérilité dans l'homme. De même il est des constitutions athlétiques qui s'accompagnent d'une sorte d'apathie des organes sexuels, comme si toute la puissance vitale était alors consacrée au développement du système musculaire.

C'est d'après les mêmes lois, que l'appareil génital

peut lui-même devenir un centre de vitalité plus ou moins active aux dépens du reste de l'organisation. Cette surabondance de vie des organes sexuels, que le savant Hallé (1) désigne sous le nom de tempérament génital, en ce qu'il caractérise une plus grande aptitude à la génération, est souvent héréditaire ou le fruit d'une éducation prématurée, d'habitudes vicieuses, etc., etc.

En considérant sous ce dernier point de vue les tempéramens, on observe aussi qu'il est des individus stériles par défaut de tempérament génital, comme il arrive chez les sujets dont les organes sexuels sont frappés d'une sorte d'inertie originelle que caractérise ordinairement le peu de développement du pénis, sa flaccidité presque constante, la laxité du scrotum, l'incontinence d'urine, l'odeur aigre de la transpiration, le ton grêle de la voix, la figure imberbe, etc., etc.

La stérilité qui tient à une disposition générale du tempérament est sans contredit l'une des plus difficiles à combattre; les anciens donnaient le conseil d'opposer l'une à l'autre les diverses constitutions, pour rendre fécondes les unions sexuelles; c'est ainsi qu'ils conseillaient d'unir les hommes maigres avec les femmes grasses, les hommes blonds avec les femmes brunes *et vice versâ*. Cette opinion qui a servi de base à l'auteur des *Études de la Nature* pour établir son sys-

---

(1) Mémoires de la Société médic. d'Emul., t. III.

tème des contrastes en amour, trouve en effet quelque vraisemblance dans les faits nombreux qu'il a recueillis à cet effet.

L'art pourrait aussi, dans le cas de stérilité constitutionnelle, avoir recours aux divers moyens capables d'exciter les différens systèmes organiques et en particulier l'appareil génital ; c'est ainsi que l'exercice pris à la campagne et dans une saison où les passions éclatent avec plus d'énergie, l'usage des végétaux aromatiques, des liqueurs spiritueuses prises avec réserve, des médicamens aphrodisiaques sagement administrés, des linimens volatils et cantharidés, l'emploi de l'électricité, etc., peuvent surtout être de quelque utilité dans le traitement de cette espèce de stérilité; mais il serait bien plus permis de compter sur le succès de tels moyens dans le cas d'impuissance locale ou résultant d'un défaut de tempérament génital. (*Voir l'anaphrodisie locale*, pag. 53 et suivantes.)

3° *Idiosyncrasies.* — Pour faire connaître l'influence que peuvent avoir sur les facultés génitales les diverses idiosyncrasies individuelles, j'ai besoin de m'arrêter un instant sur le sens qu'il convient d'attacher à ce mot considéré sous le rapport de la stérilité : chaque individu a une manière de sentir, de vivre et de souffrir ; et cette disposition, qui naît de l'hérédité ou qui s'acquiert par les différentes circonstances hygiéniques, peut imprimer à la sensibilité génitale un mode et un degré particuliers d'affectibilité dont il est quelquefois difficile de reconnaître la véritable source.

Je ne connais pas d'exemple plus propre à faire sentir l'influence de telles causes sur la puissance génitale de l'homme, que le fait suivant :

M***, pair de France, avait été forcé de quitter la France dès l'âge de vingt ans pour fuir les dangers de notre révolution ; transplanté à la Nouvelle-Orléans, où il passa près de quinze années, il adopta entièrement les mœurs du pays, ne se nourrissant que de crudités ou de mêts non apprêtés ; en 1814, M.*** rentra en France, et voulut changer de manière de vivre en faisant servir indistinctement toute espèce de mêts sur sa table ; mais il ne tarda pas de s'apercevoir qu'il perdait chaque jour ses facultés viriles. Consulté dans une telle occurrence, je prescrivis un traitement anti-anaphrodisiaque qui n'eut aucun succès ; M.*** ayant désiré reprendre son ancien régime, je lui conseillai pour nourriture de la sarriette, des asperges, de la benoite, et surtout du ginseng et des truffes ; je fis en même temps pratiquer des frictions avec la teinture d'ambre gris sur les lombes et les parties génitales. Ses repas se composaient, le matin, d'un bol de lait chaud et de sept à huit cuillerées de maïs ou de millet ; à midi, de salade de la saison avec quelque peu de viande crue ; le soir, de plusieurs mêts contenant toute espèce de semences de graminées avec de la volaille crue. M ***, qui continue depuis plusieurs années le même régime, jouit pleinement de ses facultés viriles ; mais il est à remarquer qu'il les perd entièrement lorsqu'il cesse l'usage de tels alimens pendant quelques jours.

Dans beaucoup de cas la stérilité est liée à une sorte d'apathie des facultés sensitives, à une véritable inertie des facultés génitales, comme nous avons pu le remarquer dans les cas ci-après :

M. G..., de Lyon, négociant, bien constitué, épousa, à l'âge de 20 ans, une demoiselle qu'il aimait éperduement depuis son enfance. Après deux ans de l'union la plus heureuse, il eut la douleur de perdre sa femme dans un accouchement laborieux. Le chagrin de cette cruelle perte l'éloigna pendant plusieurs années de la société.

A 38 ans, ses parents l'engagèrent à former une seconde union. Mais alors il s'aperçut que ses parties génitales n'avaient aucune action.

Le docteur Montain, de Lyon, lui donna des soins à ce sujet. Il le fit voyager longtemps ; il prit des bains d'eaux thermales sans aucun succès.

Il me fut adressé par M. le président de Chenevas, qui lui portait le plus vif intérêt.

M. G... était alors âgé de 41 ans, jouissant d'une bonne santé ; il avait même beaucoup d'embonpoint; toutes les fonctions étaient régulières, mais les parties sexuelles dans un état de flaccidité habituelle. Le malade fut mis à l'usage de quelques bains chauds, d'une tisane diurétique, puis j'eus recours à l'application du congesteur dont l'action fut très-douloureuse. Pendant un mois environ, le sang pénétrait avec beaucoup de difficulté le corps caverneux. Des frictions huileuses sur la verge, des cataplasmes émolliens et l'application du congesteur deux à trois fois par jour, ramenèrent peu à peu de faibles érections. Après l'emploi de cet instrument, la nuit, pendant le sommeil, survinrent d'abondantes pollutions d'abord très douloureuses, ensuite agréables. Des fomentations émollientes, des demi-bains, firent disparaître cette irritation factice du tissu des vaisseaux éjaculateurs. M. G... recouvra en peu de temps l'exercice de la faculté génitale, et aujourd'hui il est père de deux enfans.

2ᵐᵉ *observation.* — Un jeune homme de Bruxelles, âgé de 24 ans, bien constitué, de haute stature ayant les parties sexuelles fortement développées, avait tellement abusé de sa jeunesse, qu'à 22 ans il perdit toutes ses facultés viriles. Il recherchait en mariage une jeune personne qu'il aimait éperduement, et son esprit était constamment dirigé sur les attraits de cette demoiselle. Quelques actes de démence forcèrent les parens à le faire conduire dans la maison de santé du docteur Esquirol. Il subit un traitement qui calma beaucoup l'effervescence de sa passion. Après une année de soins habilement dirigés par notre célèbre confrère, Il sortit et alla se fixer à Paris chez un ami. De l'occupation, des distractions, firent disparaître le souvenir de cette demoiselle. Celui des actes coïtaux lui revint, mais il fut très surpris d'avoir perdu l'usage de ses facultés, et fit, pour les recouvrer, plusieurs remèdes infructueux. Enfin, il me fut adressé par le docteur Barbier, de Bruxelles.

Traitement. — Frictions astérasiques sur les membres inférieurs ; bains ; massage, emploi de substances anti-anaphrodisiaques, puis exercice du cheval, des armes, etc. Après un mois et demi de traitement, application du congesteur, dont les premiers essais furent très-douloureux ; il fallut beaucoup de soins, de temps et de persévérance pour obtenir l'application facile de cet instrument. J'arrivai cependant à ramener le sang dans toutes les parties du tissu caverneux. Quinze mois d'un traitement varié ramenèrent l'ordre et l'harmonie dans toutes les fonctions.

Notre estimable confrère M. le docteur Montcourier m'adressa deux jeunes gens, dont les fonctions génitales étaient frappées de nullité. L'un, âgé de 27 ans, était resté par timidité vierge de tous rapprochemens sexuels. Sur le point de se marier, il était dans l'appréhension de l'acte conjugal. Ses parties génitales étaient peu développées, le prépuce présentait un phymosis, pour lequel je pratiquai l'opération. L'action du congesteur augmenta à peu près d'un quart la longueur du pénis. Les érections devinrent franches, et le mariage qu'il contracta porta bientôt ses fruits.

L'autre, âgé de vingt ans, de petite taille, fortement constitué, ayant les parties génitales très-développées, après avoir abusé des fonctions coïtales, les perdit tout-à-coup au moment de l'action : j'eus recours à des ablutions d'eau froide animée de teinture de benjoin ; à des frictions sur les reins ; à des bains astérasiques ; enfin à l'application de l'érecteur. En quelques mois, ce jeune homme recouvra à peu près ses facultés viriles. Il alla dans son pays, où des contrariétés ne tardèrent pas à ramener la perte totale de l'érection. A son retour à Paris, nous avons repris le traitement, et ses facultés génitales sont encore revenues ; l'application du congesteur, en déterminant une forte érection, a constamment remédié à cette impuissance.

En 1826, M. le B. T., jeune homme âgé de 28 ans, fort bien constitué, élevé en province par un évêque, n'avait jamais cohabité avec le sexe : marié à une jeune demoiselle qu'il aimait avec ardeur, il fut très surpris de n'avoir aucunes facultés viriles le jour de ses noces. Pendant dix jours il fit tous les efforts possibles pour parvenir à son but ; en dormant il survenait quelques érections, mais aussitôt qu'il voulait s'approcher de sa femme, l'érection s'effaçait complètement.

Les testicules étaient petits, ronds, sensibles au toucher, le cordon douloureux, granulé, mince, effilé ; il y avait un paraphymosis dû à un filet très-court ; après l'opération, des ablutions astérasiques et l'application de l'érecteur, amenèrent de franches érections. Quinze jours d'exercice suffirent pour le mettre dans le cas de remplir les devoirs du mariage.

J'ai donné les mêmes soins à beaucoup d'autres personnes qui se trouvaient dans le même cas. M. M. jeune encore, ne put parvenir à remplir les devoirs du mariage le jour de son union ; bien que son imagination fût remplie d'images voluptueuses, ses érections se supprimaient à l'instant où il se disposait à l'acte coïtal. Des frictions astérasiques sur les reins, des bains frictionnés, des ablutions, quelques bains de pieds sinapisés, ensuite l'application du congesteur ramenèrent l'érectilité du pénis. Lorsque l'érection était faible, quelques cuillerées de sirop anti-anaphrodisiaque suffisaient pour la rendre complète.

Le même traitement m'a constamment réussi dans des cas semblables.

§ II. Dispositions pathologiques.

Tout état morbide peut compromettre plus ou moins le phénomène ou le produit de la génération, soit en déterminant une véritable impuissance, soit en exerçant une influence quelconque sur la sécrétion du sperme.

Aucune des maladies générales ou diathèses, considérées par quelques auteurs comme cause de stérilité, ne paraît porter spécialement sur la sensibilité génitale une action sédative; et ce n'est qu'en partageant l'état de faiblesse des autres systèmes vivans, que les organes sexuels sont eux-mêmes frappés d'inertie; en sorte que l'on n'observe guère l'impuissance qui résulte de telles causes que quand les forces musculaires sont sensiblement affaiblies; c'est ainsi que le scorbut, parvenu à un certain degré, rend souvent impuissans les individus qui en sont atteints. Les diathèses vénériennes, scrophuleuses, cancéreuses, etc, peuvent aussi dans quelques cas étendre leurs effets débilitans sur l'appareil reproducteur, bien que trop d'exemples attestent la fécondité de ceux qui en sont affectés.

La plupart des maladies chroniques déterminent à la longue le même effet : on observe toutefois que quelques-uns semblent au contraire s'accompagner d'un surcroît d'énergie des facultés génitales ; on sait par exemple, que l'ardeur amoureuse coexiste le plus ordinairement avec les phthisies pulmonaires, comme si le foyer de chaleur qui brûle pour ainsi dire les principaux organes de la vie individuelle, étendait alors toute son activité sur la vie reproductive.

De même on voit, à la suite de maladies aiguës, des convalescens éprouver une extrême vivacité de désirs vénériens ; circonstances qu'il ne faut cependant pas confondre avec le cas précédent : ici, en effet, la nature uniquement occupée de la conservation de l'individu, semble avoir oublié, pendant le cours de la maladie, toute fonction relative à la vie de l'espèce ; et ce n'est ordinairement qu'à l'instant de la convalescence et du retour à la santé que la puissance virile reprend tout son empire : *sani hominis est appetere, et ad eam valere et sobolem procreare* (1).

On ignore à quel point les divers diathèses ou maladies générales peuvent rendre la copulation infructueuse, en altérant la sécrétion du sperme : on sait

---

(1) J. Gregori : *Conspectus medicinæ theoreticæ,* tom 1, pag. 2.

seulement que cette liqueur subit parfois des changemens dans sa couleur, sa consistance et son odeur, sans qu'il soit possible d'attribuer à l'un ou à l'autre des fluides qui la composent cette altération. On croit avoir remarqué qu'elle prend une teinte rouge ou noirâtre chez les hypocondriaques, et une odeur fétide chez les épileptiques (1). Aristote avait déjà fait la remarque que la semence perd, avec sa consistance, sa faculté prolifique, quand il dit : *Si semen viri aquæ supernatare queat, erit infecundum quùm id, quod fecundum est, statim ad imum descendat* (2). L'observation prouve en effet, que des individus dont la semence est devenue fluide et transparente par suite de pertes excessives, sont la plupart stériles ; heureux bienfait de la nature, puisqu'il laisse dans le néant des êtres chétifs, malingres, incapables de devenir hommes !

S'il était permis de combattre la stérilité due à une diathèse quelconque, ce serait sans doute en dirigeant d'abord tous les moyens thérapeutiques contre la nature même de l'affectation ; c'est là, en effet, que le médecin doit borner son ministère, et en cas d'incurabilité, dire avec le Prophète Jérémie, s'adressant au peuple d'Israël : *réjouis-toi, stérile, qui n'enfantes pas !*

---

(1) *Ephem. Nat. Cur.*, dec. *I*, ann. 1, obs. 63.
(2) *De Generat. anim.*, lib. *IV.*

DEUXIÈME SECTION.

DE LA STÉRILITÉ DE LA FEMME.

CHAPITRE PREMIER.

CONSIDÉRATIONS PHYSIOLOGIQUES.

La femme est la deuxième partie du lien social, qu'elle constitue simultanément avec l'homme, pour en former un tout complexe. Pivot de toutes les félicités humaines, elle devient centre de famille ; symbole de l'homme par sa nécessité conjugale et par ses rapports intimes qu'elle contracte avec lui, la nature l'a abondamment pourvue de toutes les qualités indispensables pour les besoins de la vie et le bonheur social.

Il n'entre point dans mon sujet d'exposer les avantages immenses que la femme rapporte dans l'union conjugale, assez d'illustres écrivains se sont exercés sur cette matière, par d'éloquens traités ; tels les Noussel, les Legouvé, M. Virey et tant d'autres auteurs non moins recommandables qui ont traité les caractères, les beautés physiques de la femme aussi bien que ses qualités morales. Nous ne devons la considérer ici, que sous le rapport des causes ou empêchemens qui s'opposent à la fécondation.

La femme enfant s'élève avec l'homme sans distinction de sexe; arrivée à l'âge de la puberté, la nature lui imprime de grands changemens physiques: elle est mue instinctivement par des sentimens de pudeur, de modestie, de retenue, qu'elle avait ignoré jusqu'alors; plus timide dans ses pensées, dans ses actions, elle cherche et préfère la solitude aux joies bruyantes de son enfance, il semble que la nature la dirige dans tous ces phénomènes pour l'apprêter au rôle imposant que désormais elle doit remplir. Bientôt elle s'aperçoit de la différence remarquable qui existe dans les deux sexes, c'est le début d'une belle organisation, c'est la femme qui se pare de ses attributs. Jusque-là la jeune fille a porté des vêtemens commodes, sans gêne ni fatigue, où elle exerçait librement ses mouvemens; ses organes, ses membres, se sont développés avec vigueur sans contrainte, sans efforts; dans la nouvelle vie que lui suscite tous ces changemens, on commence par lui retirer ses vêtemens d'enfance, on l'oblige à porter un gilet de force qu'on nomme corset, sous le prétexte d'acquérir du maintien, le plus souvent sans le moindre discernement; ainsi emprisonnée, garottée, la pauvre enfant gémit, souffre. Si de légères déviations de quelques parties du thorax ou de l'épine dorsale, apparaissent ou semblent se prononcer, on se hâte d'avoir recours aux plus fortes baleines, aux plaques de fer, d'acier, aux courroies de cuir, à des mécaniques plus ou moins funestes, de quels tourments n'est-elle pas en proie? Respiration difficile, circulation comprimée, mouvemens interdits, provocation d'une foule de malaises plus ou moins graves, tels que perte de l'appétit, sommeil délirant, interrompu, palpitations de cœur quelquefois hypertrophié; déplacemens des organes, particulièrement de l'utérus qui se trouve poussé dans l'excavation du bassin. Combien d'exemples des plus déplorables ne pourais-je pas citer, où ces cruelles et pernicieuses manœuvres ont provoqué la stérilité de beaucoup de femmes? Quand d'autrefois elles ont occasionné une foule d'altérations organiques, qui ont eu les conséquences les plus funestes.

Nous insistons sur les nécessités expresses, d'élever la jeune femme, dans des conditions physiologiques qui ne puissent pas entraver les fonctions importantes que la nature lui a dévolues spécialement, celles de la reproduction. Je n'ignore pas, que les vices de notre organisation sociale, forcent à modifier les règles ou préceptes normaux de l'éducation, soit physique ou intellectuelle ; mais puisque la pauvre femme est condamnée à subir toutes ces irrégularités, il faudra au moins les lui faire sentir le plus légèrement possible.

Quelle différence remarquable entre la femme des champs, robuste, forte, d'une santé parfaite, réunissant tous les élémens pour produire une nombreuse famille, qu'elle nourrit de son lait, qu'elle élève, qu'elle soigne, avec persévérance et vigilance. (On voit peu de femmes infécondes dans cette classe) tandis que la femme de la cité, est souvent dépourvue des douceurs de la maternité par la plupart des causes que nous venons de signaler.

Enfin puisque les femmes de nos cités sont forcées de se soumettre aux convenances du monde, elles sont tenues à une foule de devoirs qu'elles doivent remplir. Elles devront employer, soins, prévenances, grâces, amabilité, et tous les trésors de bonne épouse, pour captiver, pour plaire. Une douce voix, les touches d'un piano, les vibrations des cordes d'une harpe, même d'une modeste guitare, ont dirigés ou produits des impressions sur des sentimens de plus d'un époux. C'est dans ces heureuses dispositions des cœurs, que l'heure du berger arrive ; les organes cèdent aux doux attraits de la nature ; c'est ainsi que son œuvre s'accomplit.

Les causes de la stérilité de la femme sont beaucoup plus nombreuses que celles qui appartiennent à l'autre sexe ; ce qui a fait dire à un auteur que l'on trouverait trente femmes stériles contre un seul homme impuissant : *oritur sterilitas plerumque fœminarum vitio : triginta enim mulieres stériles in singulos viros impotentes, si divisio fieret, inveniri possunt.* (1) Nous rapporterons également à deux chefs principaux,

---

(1) Manningham: *in Artis obstetr. compend.; sect. De conceptione.*

c'est-à-dire *aux maladies de l'appareil génital* et aux *dispositions génitales* physiologiques ou pathologiques, toutes les circonstances qui peuvent, à l'égard de la femme, s'opposer à la copulation ou à la fécondation.

ARTICLE PREMIER.

Maladies de l'appareil génital considérées dans la femme sous le rapport de la stérilité.

MALADIES DES ORGANES DE CONJONCTION, OU VICES DE CONFORMATION COMMUNS A TOUTES LES PARTIES DE LA VULVE ET DU VAGIN.

Les vices de conformation du canal vulvo-vaginal sont nombreux, il est aussi susceptible d'être affecté, d'une foule de lésions pathologiques. Les uns et les autres peuvent nuire ou empêcher l'œuvre de la réproduction ; l'examen que nous en allons faire, démontrera dans quelles circonstances l'art est nécessaire et même indispensable pour porter secours aux besoins de la nature dans l'accomplissement des fonctions de la génération.

1° *Longueur excessive du clitoris.* Quelques auteurs ont mis au nombre des causes de la stérilité, le développement démesuré du clitoris : en effet, si on considère que les femmes qui portent cette organisation anormale, par sa longueur, sa grosseur, à égaler et même surpasser les dimensions du membre génital de l'homme, sont plus disposées, plus entrainées au plaisir de l'amour, elles éprouvent un besoin inévitable de porter une action sur cette partie, ou toutes les sensations voluptueuses paraissent se diriger ; elles sont peu disposées à remplir l'acte copulateur, elles préfèrent même certains plaisirs solitaires ou pris avec des personnes de leur sexe. Lorsque le devoir les obligent de céder à la nécessité conjugale, il se trouve une perturbation anormale, soit par la disposition organique qui décèlent ce goût dépravé, soit par la gêne et même des souffrances vives pendant les fonctions licites de l'amour ; on conçoit qu'alors les organes propres de la génération, étant privés de la sur-exitation qu'imprime l'acte coïtal, la matière prolifique ne peut pas être absorbée par l'utérus.

L'unique remède à opposer à cette monstruosité, consiste dans le retranchement du clitoris. Cette amputation se pratique avec de forts ciseaux recourbés sur leur tranchant, ou mieux avec un bistouri droit à lame longue ; on fait la ligature des artères, avec un pansement convenable. L'étranglement a été abandonné, tant à cause des douleurs insupportables qu'il occasionnait, que par sa lenteur.

On connait l'histoire de cette romaine, qui abusant de son sexe avec une esclave, fut surprise par son mari, qui dans sa fureur, lui enleva le clitoris avec un instrument tranchant et sut ainsi la rendre féconde, après huit ans d'un mariage stérile. Je rapporterai également à cette occasion les deux observations suivantes : en 1814, on amena à ma maison de santé du bois de Boulogne, une jeune femme de vingt ans, mariée depuis plusieurs années sans avoir d'enfans. Elle avait conservé la funeste habitude du clitorisme contracté dès l'enfance. Sans cesse entrainée par l'attrait de cette manœuvre, elle avait peu de pas à faire pour parvenir au dernier degré de marasme. Les professeurs Pelletan et Dubois, consultés plusieurs fois à ce sujet, décidèrent enfin que l'enlèvement du clitoris était le seul moyen de faire cesser cette pratique ; et en effet, l'opération qui eut lieu, et que je pratiquais d'un seul coup de bistouri, lui rendit la santé, et bientôt après le titre de mère.

2e *Observation.* L'année dernière à Francfort-sur-Mein, M. S. marié depuis cinq ans et demi, me fit examiner son épouse âgée de 25 ans environ, qui portait un clitoris, long de quatre pouces et quelques lignes (mesure de France), dont la turgescence dans l'acte génital, les gênait tous les deux. Souvent M. S. n'approchait de sa femme qu'avec répugnance ; tandis que de son côté cette dame n'éprouvait qu'un souverain dégoût, pour me servir de son expression, lorsqu'elle devait se résoudre à supporter les caresses de son mari, qui la faisaient beaucoup souffrir. Le désir d'avoir un enfant, fit consentir les deux époux à l'amputation du clitoris. Je l'enlevais facilement et sans accidens. Vingt-cinq jours après, madame S... fut très étonnée des sensations inconnues que lui fit éprouver l'œuvre de la fécondation ; deux mois après, cessation du flux menstruel, elle devint enceinte. Des dispositions anormales ont dans quelques circonstances provoqué l'inflammation du clitoris ; j'ai eu occasion d'en voir qui présentaient des dimensions énormes. La guérison doit s'obtenir par un traitement anti-phlogistique ; la fourchette, le périné peuvent être déchirés par accidents ou dans un accouchement laborieux ; la lésion de la fourchette ne présente rien de grave, la guérison n'exige que du repos et des soins de propreté : non seulement celle du périné est désagréable, mais elle est nuisible aux fonctions de la reproduction ; on doit employer tous les moyens propres à réunir et à maintenir les fragmens divisés.

2º *Vices de conformation des nymphes.* Les nymphes ou petites lèvres présentent quelquefois une telle dimension, qu'elles acquièrent plusieurs pouces d'étendue (1). Cette conformation est fort incommode pour la femme, mais elle est fort gênante et même tout à fait impossible dans l'œuvre de la génération.

On en voit rarement en Europe, voilà près de 20 ans que je m'occupe de stérilité, je n'ai encore ren-

---

(1) Dans l'Inde et en Afrique, cette disposition n'est pas rare, il y a des hommes qui n'ont d'autre profession que de savoir retrancher les nymphes.

contré que trois cas. Une jeune dame de Rio-Janeiro, mariée depuis quelques années, sans avoir eu d'enfants, portait deux très longues nymphes, qui ballotaient entre les cuisses. Elle ne souffrait les approches de son mari, qu'avec la plus grande répugnance ; elle éprouvait des cuissons, des douleurs insupportables. Le désir de devenir mère, la fit consentir à subir l'opération. Je la pratiquais avec le bistouri, en retranchant le plus près possible les deux nymphes, la compression suffit pour arrêter l'hémorragie ; il n'y eut aucun accident. L'année suivante, cette dame accoucha d'une fille.

Sur la fin de l'année 1833, on me présenta une fille âgée de 22 ans, que les parens voulaient marier : elle avait une nymphe excessivement longue, dont elle voulait se débarrasser avant de prendre un mari ; je fis l'opération d'une lèvre dont le plus grand diamètre présentait sept pouces passés dans sa plus grande largeur. Le mois d'octobre dernier, j'ai pratiqué la même opération sur une jeune femme de vingt-deux ans.

Lorsque les nymphes ont des adhérences soient congéniales, soient accidentelles, l'acte copulateur ne peut avoir lieu ; on doit les diviser avec le bistouri, et faire un pansement convenable.

Quant aux maladies ou lésions qui affectent le canal vulvo-vaginal, on les trouve décrites dans des traités spéciaux, il est donc inutile d'en faire ici l'histoire.

3º *Absence du vagin*. Plusieurs auteurs, entr'autres Haller et Vic-d'Azyr, ont recueilli des exemples d'absence du vagin. Le Professeur Richerand a également rapporté dans sa Physiologie (tom. II, pag. 347), l'histoire d'une femme chez laquelle cet organe manquait ; un tel vice de conformation ne constitue pas seulement par lui-même, mais par l'absence de la matrice qui l'accompagne ordinairement, une cause de stérilité incurable.

4º *Angustie du vagin*. L'exiguité naturelle du conduit vaginal, est une circonstance qui peut apporter plus ou moins de difficulté à la consommation du mariage, mais qui ne peut être considérée comme une cause d'impuissance. Il est extrêmement rare, en effet, que la seule cohabitation ne lui procure pas avec le temps, les dimensions voulues pour le libre exercice de l'acte reproducteur. Il n'en est pas de même du rétrécissement accidentel, résultant d'une cicatrice, après une solution de continuité avec perte de substance, ou d'une inflammation qui aurait amené l'induration et l'épaississement des parois du vagin, au point de rendre le coït impraticable. Cet accident peut être aussi l'effet d'une sorte de racornissement dû à l'usage des astringens dont quelques femmes abusent. M. Murat a consigné dans le dictionnaire des Sciences médicales (1), l'histoire rapportée par Chambon, d'une femme de 26 ans, dont le vagin était

---

(1) Vol. LVI, page 479.

devenu calleux par suite de l'usage des injections astringentes, au point de ne plus permettre l'introduction du pénis.

Le vagin peut être également rétréci dans une partie de son étendue, ou dans toute sa longueur, par des tumeurs osseuses voisines, ou par des excroissances syphilitiques, squirrheuses, carcinomateuses, etc., développées dans la texture même du vagin.

Heisser et Morgagni ont vu le vagin rétréci par des brides transversales naturelles et accidentelles qui opposaient une sorte de digue charnue ou membraneuse à l'introduction du pénis. On sait encore que la membrane hymen peut acquérir une densité capable d'opposer une résistance invincible aux efforts du mari.

Lorsque l'on a combattu par des moyens généraux et locaux les causes spécifiques qui ont pu donner lieu aux rétrécissemens du vagin, on peut employer les tentes d'éponge préparée, les injections huileuses, et les demi-bains émolliens, etc.; mais il est bien difficile d'obtenir la guérison de ceux qui seraient l'effet de tumeurs osseuses développées dans quelque partie du bassin. Bien que l'on ait avancé que la femme peut concevoir malgré l'obstacle de l'hymen à l'introduction du pénis, il nous semble toutefois nécessaire d'inciser cette partie lorsque les tentatives de l'époux n'ont pu opérer la dilatation nécessaire à l'accomplissement de l'acte.

5° *Oblitération du vagin.* L'orifice externe du vagin

peut être naturellement fermé par l'imperforation de l'hymen, ou par la présence d'une seconde membrane, qui arrête l'écoulement menstruel, et rend l'acte conjugal impraticable. Ruysch (1) Baudelocque (2) les professeurs Pelletan (3) et Chaussier (4), etc., ont rapporté des exemples de ce vice de conformation auquel on remédie en incisant crucialement la membrane qui cause l'obstacle, et en introduisant une mèche de charpie enduite de cérat, afin d'empêcher la réunion des lambeaux qui résultent de cette opération.

Dans quelques cas aussi, l'on a trouvé le fond du vagin naturellement oblitéré par une membrane plus ou moins dense qui apportait les mêmes obstacles à l'éruption des règles et à l'accomplissement du coït. Cette circonstance, qu'il n'est pas aussi facile de reconnaître que la précédente, offre aussi plus d'incertitude et de difficulté dans le procédé opératoire, surtout si l'oblitération occupe une certaine étendue dans la longueur du vagin. Consulté sur un cas semblable Morgagni (5) n'osa même pas conseiller l'opération, dans la crainte d'intéresser le rectum et la vessie. Néanmoins les professeurs Flamant et Dubois don-

---

(1) Thesaur., VI, N.º 86, page 45,
(2) Traité des accouchemens.
(3) Cliniq. chirurg., tome II, p. 204.
(4) Bulletin de la Faculté, N.º III, 1810.
(5) *Epist. Anat. med.* 46.

nent le conseil de prolonger l'ouverture en suivant la direction naturelle du conduit ; mais cette opération, qui peut avoir les inconvéniens les plus graves exige surtout l'application des préceptes donnés par Gardien (1), de s'assurer d'avance si la matrice existe et d'attendre que la femme éprouve les premiers accidens de la rétention des règles ; afin de s'assurer si le vagin ne s'ouvre ni dans la vessie, ni dans le rectum, ainsi que cela peut avoir lieu.

S'il existait une coalition complète des parois du vagin, l'art devrait respecter cette aberration de la nature, plutôt que d'imiter la conduite de ce chirurgien dont parle Dehaën (2), qui pénétra dans la vessie sans rencontrer le vagin.

6° *Vices de direction du vagin* L'ouverture du vagin dans le rectum, n'a été observée que fort rarement; elle peut avoir lieu congénialement ou accidentellement; l'exemple le plus remarquable est celui que Louis rapporte dans une thèse.(3) j'ai eu occasion de présenter une observation sur ce sujet à la société de médecine pratique de Paris, il s'agissait d'une femme âgée de trente ans, dont le vagin s'ouvrait dans le rectum au dessus du sphincter ; l'écoulement menstruel s'effectuait régulièrement, quelquefois le sang s'amassait, et ne reprenait son cours que lorsque cette femme allait à la selle ou prenait un clystère.

---

(1) Traité des accouchemens.
(2) *Ratio medendi*, pars 6.
(3) Alia imperforationis, année 1771.

Vice de conformation du vagin. Trois années de ménage s'étaient écoulés, sans que le mari de cette femme eût pu accomplir le devoir conjugal. Je la touchais avec soin, il me fut très facile en pénétrant dans le rectum de trouver une fente ovalaire, derrière le bourrelet que forme le sphincter, d'une étendue de deux à trois pouces; j'y portais le doigt indicateur, en avançant je reconnus le museau de tanche très distinctement, d'où je concluais que cette femme pouvait être fécondée. J'enseignais au mari la manière d'opérer le coït; quelque temps après cette femme devint enceinte. Bien avant l'accouchement j'employais les moyens dilatateurs, tels que les corps gras, les fomentations émollientes, les éponges préparées et en dernier lieu le cylindre en gomme; successivement par des exercices modérés répétés, j'obtins une assez grande dilatation de l'anus et du vagin. Ce dernier avait pris une ampleur suffisante pour livrer passage à l'enfant lors de l'accouchement, le fœtus prit la première position de la tête. Le rectum et le vagin sans cesse lubréfiés d'huile, je ne cessais d'exercer avec de très gros cylindres toute la dilatation possible, et du vagin et surtout de l'anus : l'enfant franchit avec peine le détroit inférieur du bassin; arrivé à l'ouverture vaginale, il s'y arrêta quelque temps; mais avec le secours d'une branche du forceps, je dégageai la tête sans lésion apparente du rectum. Tous les efforts de la pauvre mère, avec l'aide des secours que je ne lui épargnais pas, ne purent vaincre la résistance des fibres du sphincter, dont l'ouverture quoique préparée comme je viens de le dire n'avait pu obtenir tous les diamètres nécessaires pour la sortie de l'enfant. Après avoir pris le temps indispensable pour l'emploi des bains de siège émolliens, il fut décidé de l'avis de deux confrères et des parens, d'inciser le sphincter, je fis donc une incision assez profonde vers la région périnéale, l'accouchement se termina très heureusement. La tête de l'enfant était grosse, du reste fort et bien constitué; les bords de la plaie furent rapprochés par un emplâtre agglutinatif, maintenu par un bandage approprié. Les pansemens suivans furent faits avec les plus minutieuses précautions, les parties suppurèrent, la cicatrice était mal affermie, un point de suture concourut néanmoins à un peu plus de rapprochement et de consolidation; au bout de cinq mois, cette femme put retenir ses excrémens. Elle s'est refusée depuis à convoler à l'acte copulateur tant elle redoutait les suites d'un second accouchement.

Polypes. La présence de polypes dans l'intérieur du vagin, peut devenir une cause de stérilité, et par les difficultés qu'elle oppose à l'exercice du coït, et par la déviation qu'elle imprime au pénis et au col de l'utérus, dont elle change les rapports voulus pour le but de la conjonction. Nous verrons, à l'occasion des *polypes utérins*, le traitement qu'il convient alors de mettre en usage pour remédier à un tel accident.

Fistules vaginales. Les communications naturelles

du vagin avec le rectum et la vessie, dont on connaît quelques exemples ; celles plus fréquentes qui résultent d'un déchirement ou d'une inflammation gangréneuse à la suite d'accouchemens laborieux, ou de toute opération dans laquelle l'instrument aurait pu intéresser le vagin, constituent autant de causes de stérilité : outre le dégoût que doit inspirer une telle infirmité, elle rend nécessairement le coït infructueux, en changeant la direction naturelle du fluide séminal. J'ai profité, dans plusieurs cas de ce genre, de l'idée que conçurent Desault et Baudelocque, à l'occasion des communications naturelles et accidentelles du vagin avec le rectum ou la vessie : j'ai fait faire des instrumens en gomme élastique, modifiés sur le spéculum de M. Récamier, de manière à pouvoir être adaptés à l'état des parties. Parmi les exemples de succès que j'ai obtenus par ce moyen, je crois devoir rapporter ici les trois observations qui suivent.

Première observation. — La femme d'un horloger de province éprouva, dans un accouchement laborieux qui avait nécessité l'embryotomie, un déchirement de la cloison recto-vaginale, qui occupait une grande partie du vagin. Cet accident fut suivi de végétations sarcomateuses assez considérables pour établir une sorte de digue au pénis, et imprimer une direction vicieuse à l'émission du fluide séminal. Pour obvier à ce double inconvénient, je donnai le conseil d'employer un demi spéculum d'argent que je fis façonner d'après l'état des parties, et dont le but devait être à-la-fois de fixer en devant le museau de tanche qui s'inclinait en arrière, de comprimer la tumeur qui formait obstacle à l'introduction du pénis, et de détruire le rapport du vagin avec le rectum. A l'aide de cet instrument maintenu par plusieurs lanières qui se rendaient à une circulaire placée autour du bassin, cette dame put donner de nouvelles marques de fécondité, sans éprouver aucun accident lors de l'accouchement.

Deuxième observation. — La femme d'un traiteur de Paris, à qui le docteur Nauche avait donné des soins dans une circonstance tout-à-fait étrangère à celle dont il s'agit, vint de sa part me consulter à l'occasion d'une communication naturelle du vagin avec la vessie. L'ouverture était telle, que le pénis pénétrait dans la vessie lors des approches conjugales. Après une exploration des parties, je crus devoir employer le moyen précédent, en le modifiant toutefois de manière à pouvoir être adapté à la face pubienne du vagin, où se trouvait le point de communication. L'appareil fut appliqué de la même manière que dans le cas précédent, et eut le même succès, car quelques jours après la cessation des règles, Madame...... devient enceinte, et accoucha très-heureusement. Je fus seulement obligé d'abaisser avec une branche du forceps la tête de l'enfant, qui, dans chaque contraction utérine, tendait à pénétrer dans l'ouverture de la vessie. Je crois devoir aussi noter que cette dame, qui ne s'était prétée à l'exécution de ce moyen que par complaisance pour son mari, n'ayant plus voulu s'y soumettre, n'a plus eu d'enfant.

Troisième observation. — Le sujet de cette observation est l'épouse du colonel S., qui, dans un premier accouchement, eut la cloison recto-vaginale complètement déchirée. Cet accident, qui paraissait dû à un surbaissement très-marqué de l'arcade du pubis, et que le professeur Dubois et Richerand avaient jugé incurable, rendait nulles toutes les approches conjugales, en ce que la liqueur séminale se répandait au-dehors ou dans le rectum. Appelé auprès de madame S., qui désirait vivement obtenir d'autres enfans, je ne vis d'autre moyen de rémédier à son infirmité, que l'emploi d'un spéculum dont l'extrémité utérine fût disposée de manière à abaisser le fond du vagin qui formait des bourrelets assez épais pour devier en devant le col de l'utérus. Ce procédé eut, en effet, tout le succès que je pouvais en espérer.

§ II. Maladies des organes de sécrétion.

1° *Absence des ovaires.* Bien que l'existence des ovaires soit une des conditions les plus nécessaires à la génération, il peut cependant arriver que l'un des deux manque ou perde entièrement l'usage de ses fonctions, sans que cette circonstance amène la stérilité. On trouve dans Guillaume Hunter, un fait qui justifie complètement cette assertion. L'absence naturelle ou accidentelle des deux ovaires, dont le Professeur Chaussier a recueilli plusieurs exemples à la Maternité, entraîne nécessairement la stérilité.

2° *Absence des artères spermatiques*. Poupart a consigné dans les Mémoires de l'Académie des Sciences (I) l'histoire d'une jeune fille chez laquelle les artères et les veines spermatiques manquaient ; on conçoit que cette circonstance dont on n'a que très peu d'exemples, doive, comme la précédente, donner lieu à une stérilité incurable.

3° *Phlegmasies des ovaires*. Sans considérer ici comme cause de stérilité les phlegmasies aiguës des ovaires qui accompagnent celles de l'utérus et du péritoine, et qui placent nécessairement le malade hors des fonctions sexuelles, il est divers autres degrés d'irritation phlegmasique, dont la marche plus lente et plus obscure peut toutefois amener la stérilité, sans manifester autrement son existence que par des phénomènes généraux ; c'est ainsi que les phlegmasies chroniques des ovaires, concomitantes ou consécutives à celles de l'utérus, ont paru dans beaucoup de circonstances s'opposer à la fécondation, soit par le seul trouble des fonctions des ovaires, soit par l'angustie ou l'oblitération des trompes qui l'accompagnent.

Il est encore une sorte de phlegmasie temporaire des ovaires, à laquelle peu d'auteurs ont fait atten-

---

(1) Année 1701, ob. 1, pag. 35.

tion, parce qu'elle ne s'annonce ordinairement que par des phénomènes nerveux, mais qui nous paraît être la cause prochaine de la stérilité du plus grand nombre des femmes douées d'un tempérament utérin. On trouve dans Bonnet (1), de Blegny (2), Lieutaud (3), Blancart (4), divers exemples de gonflemens des ovaires, observés seulement après la mort, chez les femmes hystériques et nymphomanes qui avaient été stériles.

La thérapeutique de la stérilité qui appartient à une phlegmasie quelconque des ovaires, découle naturellement de la théorie de la maladie. C'est ainsi que des sangsues appliquées aux deux régions iliaques, des bains de siéges, des cataplasmes et des lavemens émolliens, combattent, avec le même succès, et les accidens de l'hystérie, et la stérilité qui en résulte. Je pourrais citer plusieurs observations de femmes stériles et nymphomanes, qui ont recouvré leur fécondité sous l'influence de ce traitement. J'ai quelquefois, dans le même cas, fait placer avec avantage, à la suite de ces premiers moyens, deux exutoires aux lombes, dont j'entretenais la suppuration pendant plusieurs mois.

4.° *Induration et squirrhe des ovaires.* — Bien que

---

(1) *Sepulcret. anat.*, *sect. VIII.*
(2) Journal de Médecine, tome XXI.
(3) *Hyrt. Anat. med.*, pars *I*, *obs.* 1494.
(4) *Prax. med.*, page 175.

ces deux accidens aient lieu le plus ordinairement chez les femmes qui ont passé l'âge critique, il n'est cependant pas rare de les rencontrer chez des femmes jouissant de tous les attributs de leur sexe, et surtout chez celles qui ont eu plusieurs accouchemens laborieux. L'état squirrheux des ovaires n'exclut la fécondation qu'autant que les deux organes sont affectés en même temps, puisqu'il est *à-peu-près* démontré que la conception ne s'opère, en général, que d'un seul côté. On cite même des exemples de femmes qui sont devenues enceinte, quoique portant des tumeurs plus ou moins volumineuses à la région des ovaires ; circonstance qui n'est guère possible d'expliquer autrement que par l'intégrité des vésicules coïncidant avec l'altération des enveloppes des ovaires.

On regarde la stérilité qui appartient à une telle cause comme absolument incurable. Il est certain, en effet, que si l'emploi des moyens propres à combattre l'irritation phlegmasique qui la précède a été sans succès, l'on ne peut guère espérer d'obtenir une résolution complète lorsque l'induration est parvenue à un certain degré; le traitement dans ce cas appartient à la pathologie générale, et serait sans utilité pour l'objet dont il s'agit.

5° *Transformation osseuse et calcaire des ovaires.* Ces deux modes d'altération organique dont on connaît plusieurs exemples, observés même chez des jeunes femmes, impliquerait nécessairement stérilité, si les deux ovaires étaient en même temps affectés, ainsi que Chopart en a recueilli un exemple remarquable. Bien qu'il soit difficile de constater l'existence de telles causes pendant la vie, il serait encore moins permis d'en espérer la guérison.

6° *Hydropisie des ovaires.* L'hydropisie et les hydatides des ovaires, n'étant le plus ordinairement qu'une complication de la dégénérescence squirrheuse de ces organes, constituent des causes de stérilité, presque toujours réfractaires à tous les moyens de l'art. (Voy. *Squirrhe des ovaires.*)

7° *Absence et altération des corpuscules des ovaires.* Malpighi pensait que l'absence des œufs ou corpuscules des ovaires pouvait être une cause de stérilité. On sait aussi que les ovaires peuvent offrir, au simple aspect, un état sain, quoiqu'atteints de lésions quelconques qui intéressent leur organisation intime. Morgagni (1) et Valisnieri (2) ont admis comme cause de stérilité, diverses altérations des corpuscules des ovaires, qu'ils ont observés après la mort de personnes qui avaient été stériles. Mais il faut convenir que la structure intérieure et les fonctions des ovaires sont encore trop peu connues, pour qu'il soit possible d'émettre aucune opinion à cet égard.

6° *Hernies des ovaires.* Les déplacemens des ovaires, dont on trouve beaucoup d'exemples dans les ouvrages de chirurgie, ont paru à plusieurs auteurs

---

(1) *De Sed. et Caus. morb.*
(2) *De Generat. animal.*

une circonstance capable de s'opposer à la fécondation; mais comme ils accompagnent fréquemment les hernies de la matrice, peut-être doit-on rapporter à cette dernière cause, la stérilité des femmes qui offrent cette disposition. Pott (1) cite une observation qui prouve assez que les deux ovaires peuvent être compris dans le même sac herniaire, sans donner lieu à la stérilité. Portal (2) rapporte également l'observation d'une femme qui mourut en couches, et chez laquelle il trouva l'ovaire droit sorti de l'abdomen par l'échancrure ischiatique. Il peut arriver qu'à l'instant de la formation de la hernie, les ovaires s'enflamment et contractent des *adhèrences* avec les parties qui leur ont livré passage, et perdent ainsi de leurs fonctions.

L'indication thérapeutique des hernies des ovaires se fonde uniquement sur le mode et sur l'espèce de déplacement de ces organes; seulement il est important de s'assurer si ce déplacement n'a pas lieu en même temps que celui de la matrice, en ce que les moyens de réduction devraient surtout s'appliquer à ce dernier organe (Voy. les *Déviations de l'utérus*).

§ II. MALADIES DES ORGANES DE CONSERVATION.

1° *Absence de la Matrice.*

Plusieurs auteurs, entr'autres Columbus (3), Bau-

---

(1) Traité des Hernies, sect. 3.
(2) Anat. Méd., tom. V, p. 556.
(3) *De Re anatomicâ*, *lib.* 15.

delocque (1), le professeur Chaussier (2), ont recueilli des exemples d'absense de la matrice. Ce vice de conformation, qui peut exister seul, mais qui coïncide presque toujours avec l'absence du vagin, constitue, dans l'un ou l'autre cas, une stérilité absolue. Il n'en serait cependant pas de même si l'utérus était remplacé par une simple poche membraneuse capable de suppléer à ses fonctions jusqu'au terme de l'accouchement.

Une jeune fille de Vienne, en Autriche, âgée de 24 ans, d'une taille et d'une constitution ordinaires, rendait par le fondement, tous les vingt à vingt-cinq jours, une quantité de sang assez considérable, sans éprouver d'autres phénomènes de menstruation. Elle jouissait d'une santé parfaite, et fesait le service d'infirmière à l'hospice de *la Maison de travail* de Vienne depuis environ six semaines, lorsqu'elle fut prise de douleurs aux aines et aux reins, qui l'obligèrent de garder le lit. L'ayant touché, je ne trouvai ni le col, ni l'orifice de l'utérus. En soulevant la tumeur qui faisait un peu saillie dans l'excavation du bassin, je sentis, à plusieurs reprises, des mouvemens biens distincts qui me firent soupçonner un état de grossesse. Depuis cet instant jusqu'au terme de la gestation, la malade fut constamment obligée de garder une position horizontale. Plusieurs saignées, des de-

---

(1) Art des Accouchemens, tome 1er, page 185.
(2) Bulletin de la Faculté de Méd. de Paris.

mi-bains, des lavemens émolliens ne produisirent qu'un très faible soulagement. Plus elle approchait du terme de sa grossesse, plus elle était souffrante. Vers le neuvième mois, on distinguait, en tous sens dans l'excavation du bassin, la tête de l'enfant, à travers une membrane extrêmement mince et d'une texture assez dense; on remarquait à droite et un peu en arrière, une ouverture de forme ronde et de l'étendue d'environ deux lignes de diamètre. Voyant que cette malheureuse femme perdait chaque jour ses forces, et qu'elle touchait au dernier degré de marasme, je me déterminai à l'accoucher. Je me fis assister, à cet effet, de MM. Poussielgue, médecin principal; Richard, chirurgien-major; Meunier, aide-major et Schult, médecin-accoucheur très distingué; tous partagèrent mon avis. En conséquence, après avoir placé convenablement la malade, je fis à la partie la plus déclive de l'organe qui remplaçait l'utérus, une incision assez grande pour permettre l'extraction de l'enfant. Aussitôt la sortie d'une assez grande quantité de liquide amniotique, la tête se présenta dans la seconde position, et je terminai l'accouchement à l'aide du forceps, sans difficulté. L'enfant, du sexe masculin, était faible, quoique paraissant à terme : il vécut quelques heures. Le cordon ombilical, très grêle, long de dix sept pouces et demi et sans placenta, était adhérent sur le côté droit de la colonne vertébrale, presque au bas du rein; toutes les tentatives que je fis pour le détacher furent inutiles ; il n'y eut que la suppuration qui en opéra la séparation le cinquième jour. La femme périt des suites de l'inflammation, dont rien ne put arrêter les progrès rapides. A l'ouverture du cadavre, nous trouvâmes à la place de la matrice, une poche de texture membraneuse très serrée, ayant contracté des adhérences très intimes avec la partie inférieure de la colonne vertébrale et avec quelques portions du mésentère, de l'épiploon, et même du colon ascendant. Cette membrane recevait deux artères principales, du calibre d'une plume de pigeon; la droite naissait de la rénale, la gauche de l'hypogastrique du même côté Elle était parsemée de filets nerveux très nombreux provenant du grand sympathique : il n'existait qu'un seul ovaire et une trompe, altérés par l'inflammation; les autres parties de l'abdomen n'offraient rien de remarquable.

2º *Occlusion du col, du corps et de l'orifice de la matrice.* Le col de la matrice peut être naturellement fermé par une membrane, ou être oblitéré par suite d'inflammation ou de tumeurs squirrheuses développées sur cette partie. Cette occlusion peut être complète ou incomplète ; dans le premier cas, la conception est impossible, dans le second, dont on est averti, par l'écoulement menstruel, la fécondité peut s'effectuer dans quelques circonstances, sans cependant être toujours possible. On sait qu'au moment ou la matière séminale est projetée sur l'orifice du col utérin, ce col opère un mouvement de succion qui lui est propre, et s'empare de cette matière : elle peut lui échapper, lorsque cette action est imparfaite.

Quoiqu'il ne soit pas toujours facile de reconnaître les divers modes d'altération, et de procéder à leur guérison, néanmoins pour peu que le toucher ait indiqué un corps étranger formant l'orifice de l'utérus, on devra tenter l'extraction. Une simple membrane sera incisée facilement, par un trois quart ordinaire, un bistouri droit, peut être encore mieux par la sonde armée d'un trois quart ; je donne la préférence à ce dernier instrument, dont la conduite est plus sure. Chaussier a vu plusieurs fois cette occlusion être l'effet d'une concrétion membraniforme, de nature couenneuse. Le professeur Boyer, dans son tracé des maladies chirurgicales, en rapporte plusieurs exemples, entr'autres deux de Littré et de Benevoli très curieuses.

Les polypes utérins ne sont point rares, ils sont faciles à reconnaître, surtout ceux qui naissent dans le col. D'abord très petits, ils prennent insensiblement un développement plus ou moins considérable. Malheureusement la plupart des femmes qui portent ces excroissances, n'en sont averties que par les douleurs vives qu'elles ressentent vers les reins, les aines, les cuisses ou sur le fondement, et par l'irrégularité de la menstruation ; d'ailleurs elles sont retenues par un sentiment de pudeur et ne se laissent explorer qu'à la dernière extrémité. L'enlèvement du polype est l'unique moyen curatif. Le praticien fera le choix du procédé opératoire, précédé de soins et d'un traitement convenable. A ce sujet, je rapporterai deux courtes observations. Madame L. mariée en secondes noces depuis deux ans, jeune encore, habituellement d'une florissante santé, désirait vivement un enfant, elle n'en avait pas eu de son premier mari, lorsqu'elle commença à ressentir des malaises, qui annonçaient un commencement de grossesse. Le médedecin d'Orléans qu'elle avait consulté le pensait aussi, mais bientôt des douleurs profondes de la région lombaire firent craindre une lésion inconnue, je fus appelé, je ne tardais pas à reconnaître un polype dans le col de la matrice, qui faisait saillie dans le vagin. Après un traitement convenablement adopté et dirigé, je fis la ligature de ce polype, non sans quelques difficultés sur un pédicule court et gros avec le porte et serre-nœud de Dupuytren; le cinquième jour, je terminais la section du pédicule avec le bistouri. Je retirais un polipe livide de la forme d'une poire allongée du poids de six onces. Cette dame se rétablit promptement. Trois mois ensuite, elle eut des symptômes de conception qu'elle prit pour la présence d'un nouveau polype, ce ne fut que vers le cinquième mois de la gestation qu'elle fut convaincue de son erreur en sentant très distinctement le mouvement du fœtus. La deuxième observation est celle d'une dame qui avait eu plusieurs enfants, et qui à l'âge de trente-sept ans fut prise de maladies qu'elle crut être les prodromes d'une nouvelle grossesse, les souffrances augmentaient journellement, il y eut une consultation de trois médecins, dont je fus l'un, pour reconnaître et examiner la maladie de cette dame : chargé d'explorer les parties sexuelles, le toucher m'indiqua un polype situé dans le col utérin, le fait fut vérifié par le spéculum. J'en fis l'extraction un mois après la consultation (temps nécessaire pour la préparation de l'opération) avec le même procédé et le même succès, comme on l'a vu dans la première observation. Une nouvelle grossesse s'annonça dès huit mois après l'opération. Les mêmes moyens sont employés pour l'extraction des polypes de la matrice. (1)

3° *Membrane circa-utérine.* Depuis longtemps occupé spécialement à étudier et à faire des recherches sur les causes de la stérilité, et des moyens que l'art peut retirer pour la combattre, j'ai rencontré parmi les nombreuses dissections de matrices que j'ai faites, la membrane dont il s'agit, sur deux femmes mortes infécondes qui n'avaient jamais été réglées. Cette membrane confondue avec le tissu de la membrane muqueuse utérine vers la base du col de la matrice, n'a pu se diviser : mais il fut facile de l'isoler avec le scapel sur toute la surface excepté lorsqu'elle fournit des prolongements dans les trompes. Cette membrane avait la forme d'une bourse ou d'un bonnet, sa texture muqueuse un peu dense

---

(1) Voyez le Traité des maladies chirurgicales du professeur Boyer, ouvrage déjà cité.

et serrée, résistait à l'instrument qui la divisait. Sa couleur était d'un blanc grisâtre, son épaisseur d'une ligne environ. Cette membrane était dans les deux cas très adhérente dans les conduits de fallope, qu'elle remplissait hermétiquement.

J'ai eu occasion dans l'amphithéâtre du Professeur Laurens de Paris (1), de voir des fragments de la même membrane qui oblitéraient le conduit de la trompe utérine. Quelques praticiens anglais, m'ont assuré avoir reconnu aussi cette membrane ; le docteur Clémens de Francfort-sur-le-Mein, m'a dit l'avoir trouvé dans une matrice d'une femme inféconde (2). Le professeur d'accouchemens Giuseppe Norfini de Florence, m'a montré dans le cabinet de la Faculté de Médecine de cette ville, cette membrane conservée dans un bocal à esprit-de-vin (3). Je dois dire

---

(1) M. le docteur Laurens est un de nos jeunes professeurs qui se distingue le plus par son savoir, son érudition et surtout par l'enseignement de l'anatomie et de la physiologie.

(2) Le docteur Clémens a produit, en 1837, une brochure sous le titre de *Beobachtungen, über die, Weisse Schmerzhafte*, Schenkelgeschwulst *des Kindbetterinnen*, très intéressante par les connaissances que décèle l'auteur et l'instruction qu'on peut en retirer.

(3) Le professeur Norfini, de Florence, a fait imprimer un traité intitulé : *Raggnalio delle cose piu notabili, in Ostetricia osservate, nel R. Ospizio di Maternità, e nel Conservatorio di Orbatello, di Firenze*. C'est un modèle de création et d'observations pathologiques sur les accouchemens.

en passant, que la collection pathologique que possède cette école est très curieuse ; on conçoit que dans de semblables occurences l'art devient impuissant.

Plusieurs auteurs ont conseillé l'hystérotomie dans le cas d'oblitération complète de l'utérus, c'est ce qui m'a autorisé à ouvrir le col de la matrice sur deux dames dont le col était long et grêle, tandis que son corps était très petit; et ces deux observations sont placées à l'article qui suit: *atrophie de l'utérus*. Les adhérences pathologiques ou anormales ainsi que l'induration squirrheuse qui forment l'oblitération du col de la matrice, chez les femmes jouissant d'ailleurs des attributs de leur sexe, doivent rendre praticable cette opération ; non seulement pour rétablir les rapports du vagin et de la matrice, mais encore pour arrêter les progrès d'altérations organiques qui pourraient compromettre leur existence. C'est en se proposant un tel but, que le professeur Dupuytren a pratiqué plusieurs fois cette opération chez des sujets atteints des mêmes affections.

4° *Défaut de cavité et atrophie de l'utérus.* La matrice peut exister sans cavité utérine, ou être dans une sorte d'atrophie qui rendent nulles ces fonctions, Levret, Smellie, en citent plusieurs cas; Haller (1) les professeurs Beaudelocque, Flamand, Desormaux, ont fait l'ouverture de femmes, dont la matrice pré-

---

(1) *Disputationes anatomicæ.*

sentait un volume excessivement petit ; bien que cette disposition n'exclue pas la faculté d'exercer le coït, elle implique presque toujours la stérilité absolue. Voici des observations que j'ai présenté sur ce sujet dans l'année 1834 à la société de médecine pratique de Paris.

Madame *** anglaise, âgée de 23 ans, constitution lymphatique, de médiocre embonpoint avait joui d'une parfaite santé, jusqu'à près de seize ans, époque où les prodromes de la puberté, s'annoncèrent sans apparence marquée du flux menstruel. De profonds chagrins frappèrent successivement cette dame, et ne tardèrent pas a troubler les phénomènes physiologiques. Bientôt survint une péritonite très intense, pour laquelle on administra à l'intérieur, les mercuriaux à fortes doses, tandis qu'on fesait frictionner le ventre d'onguent napolitain, une ou deux fois par jour. Ce traitement anglais, ayant augmenté la gravité de la maladie, on lui substitua les anti-phlogistiques, qui guérirent la malade.

Progressivement, les formes physiques de cette dame, prirent de l'accroissement jusqu'à vingt ans sans aucune apparence menstruelle ; elle épousa vers ce temps, un jeune homme vigoureux, qui par les relations sexuelles, donna une grande activité à l'appareil génital, en sorte que toutes les six semaines environ, cette dame ressentait, pendant quarante à cinquante heures, une pesanteur, une gêne vers l'utérus, avec des chaleurs, comme à l'apparition des règles. Il survint un peu plus tard, particulièrement après l'acte copulateur, une forte irritation dans le canal vulvo-vaginal. Les relations sexuelles furent suspendues, des bains, des demi-bains, des injections, des lotions de substances émollientes, calmèrent tous ces accidents, qui se renouvellèrent plusieurs fois et et ne reparurent plus par les précautions que les époux prirent dans l'acte conjugal. Le désir d'avoir des enfans, les détermina à consulter des gens de l'art; un peu plus tard ils furent trouver le célèbre Astley–Cowper, qui conseilla l'ouverture du col de la matrice, comme moyen unique pour donner issue aux règles et la faculté de concevoir; cette proposition fut rejettée. Au mois de mai 1835. M.*** me conduisit sa femme, le toucher et le spéculum, me firent reconnaître une matrice, d'un petit volume dont le col un peu plus long que dans l'état ordinaire, était grêle, flasque au toucher et rejettée en arrière, vraissemblablement par le pénis dans l'acte copulateur : il n'avait point d'ouverture et paraissait former un tout compact, au reste l'appareil génital était bien conformé. J'indiquais un traitement en insistant sur le conseil de l'illustre praticien anglais; le professeur, Ant. Dubois consulté donna aussi cet avis. Le Baron Boyer dans deux consultations rejeta absolument cette opération la regardant comme dangeureuse et téméraire. Enfin, l'envie de devenir mère l'emporta sur la répugnance du traitement qui avait été disserté; cette dame se résigna à le suivre. Un régime hygiénique fut adopté, ensuite je procédais ultérieurement de la manière suivante : toutes les surfaces dorsales, lombaires, iliaques, etc., ainsi que les parties internes des membres inférieurs furent fluxionnées par des frictions, des imbrocations spéciales, des bains chauds, demi-bains, des douches thermales furent aussi tour-à-tour employées, ainsi que le massage malaxé, tandis qu'avec un congesteur, je portais une action incessante, sur les tissus de l'utérus. Insensiblement, peu-à-peu, j'arrivais à conjectionner et à hypertrophier en quelque sorte cet organe, d'une manière très sensible à la vue et au toucher.

Tous ces tissus qui paraissaient inanimés avant cette médication, prirent un aspect prononcé de vigueur et d'animation. Je fus obligé non seulement de faire reposer de temps à autre l'intéressante malade, mais il fallut encore recourir aux anti-phlogistiques, et à l'application plusieurs fois repétée de sangsues, sur le haut des cuisses, à la vulve, sur l'utérus, et à une petite saignée révulsive au bras, afin de diminuer la congestion sanguine des organes génitaux.

Il fut décidé que l'utérus était favorablement disposé pour pratiquer l'ouverture de son col. En conséquence, le jour et l'heure étant pris, en présence de notre vénérable maître le professeur Ant. Dubois, assistés d'aides, je fis l'opération dont il s'agit le cinq juillet 1833 de la manière suivante. La malade, préparée et disposée selon les moyens généraux à ce sujet, fut couchée horizontalement sur une table de cuisine recouverte d'un sommier piqué de foin, la tête un peu élevée, le bassin fixé en sorte que les tubérosités ischiatiques étaient au niveau du bord du lit. Les jambes et les cuisses fléchies et écartées. Une ceinture large fut passée autour des lombes, garnie d'un fort bourrelet qui pressait avec la main d'un aide le bas ventre à l'effet de pousser et de fixer en bas la matrice.

Un spéculum bivalve légèrement enduit d'axonge sur les surfaces extérieures, fut introduit dans le vagin : cette forme de spéculum à l'avantage d'embrasser la base du col et d'effacer les plicatures qui peuvent se former autour du col utérin. Le col de la matrice fut alors saisi dans ses deux tiers à partir de son sommet par un congesteur *ad hoc*, afin de le rapprocher le plus possible de la vulve ; cela fait, un ruban épais large de quelques lignes fut placé par un serre nœud à la base du col et autour de son tiers laissé libre. Le congesteur retiré, je fis glisser un demi métrastère sur la face inférieure du spéculum, pour y maintenir solidement le col devenu libre et le porte nœud, le tout maintenu par la main d'un aide. J'incisais le sommet du col avec une lancette à abcès, je portais ensuite un utérotome, armé d'un dard très tranchant, je le fis pénétrer entre les bords de l'incision, en poussant l'instrument doucement avec toute la précaution dont j'étais capable pour frayer une route droite, que je dirigeais avec deux doigts de la main gauche en maintenant le col sur le métrastère ; je parvins avec assez de résistance à traverser tout le col et à pénétrer dans la cavité de la matrice sans la blesser. Le porte-nœud avec le ruban qui avait concouru à former un point de résistance furent enlevés : le dard de l'utérotome, retiré, il s'échappa par la canule qui resta à demeure un peu de sérosité sanguinolante, il n'y eut presque pas d'hémorragie, quelques injections émollientes presque froides furent portées dans la matrice pour la nétoyer ; du reste, aucun accident grave ne surgit.

La malade fut mise à la diète, et à l'usage de boissons délayantes; des injections de substances douces furent faites plusieurs fois par jours dans le vagin, ainsi que dans la cavité utérine; le lendemain, le pouls s'étant élevé, une saignée révulsive au bras, calma un peu ses accidents, elle fut renouvellée le lendemain. Les douleurs qui dans leur période d'accroissement, s'irradiaient du centre de l'utérus, aux parties internes de l'appareil génital, sur les reins, sur l'estomac qui rejeta plusieurs fois des matières muqueuses, bilieuses s'appaisèrent peu-à-peu. La suppuration du trajet du col survint sans phénomènes particuliers ; elle fut favorisée par tous les soins de propreté possible. Le dix-septième jour, je retirais la canule qui fut remplacée par une sonde creuse d'un plus gros calibre; tous les jours je fesais lancer sur l'utérus de douces injections, de décoctions de laitue, de graine de citrouille ou de concombre. La sonde fut changée plusieurs fois, en tachant d'en introduire à chaque changement une plus grosse, elle en fut retirée définitivement le quarante-septième jour où la malade fut jugée, de l'avis de l'illustre professeur, parfaitement guérie.

Un mois à peu près du rétablissement de cette dame, elle put se livrer aux fonctions copulatrices, qui ne tardèrent pas à fluxionner de nouveau l'appareil génital en déterminant des douleurs vers l'utérus, d'où il s'échappa pour la première fois un peu de sang assez vermeil ; cette petite menstruation ne dura que trente heures. Quelques jours après cet écoulement, je fus forcé de faire pratiquer une petite saignée au bras, deux bains de vingt degrès, firent cesser ce qui restait d'irritation dans le canal vulvo-vaginal. Le devoir conjugal fut de nouveau rempli à distances déterminées, afin d'éviter les irritations vaginales; une nouvelle menstruation eut lieu, un peu plus abondante que la première immédiatement après la cessation, je fis exercer l'acte copulateur dans une position convenable que j'avais indiquée, le résultat en fut si favorable, que les phénomènes qui annoncent la grossesse ne tardèrent pas à se prononcer; en effet après le temps voulu de la gestation, cette dame à sa grande satisfaction accoucha très heureusement d'une fille.

Un autre fait pratique du même genre très remarquable, se présenta au commencement de l'année suivante, en voici le sujet. Une dame de province, d'une bonne constitution, stature élevée, était néanmoins parvenue à l'âge de 22 ans, sans avoir jamais été réglée : depuis près de quatre ans, elle éprouvait à chaque retour de l'époque menstruelle, un sentiment de gêne, de pesanteur, de brûlure et de cuison, vers la région iliaque et dans les parties profondes de l'appareil génital, toujours sans apparence de l'écoulement menstruel; survenaient ensuite des étourdissemens, des suffocations, qui obligeaient d'avoir recours aux évacuations sanguines artificielles.

Cette dame s'étant mariée, les fonctions copulatrices ne tardèrent pas à congestionner très activement l'appareil génital; vers l'époque menstruelle, elle ressentit de vives douleurs dans le bassin, elle fesait des efforts comme pour aller à la garde robe; à son rapport, il lui semblait qu'elle devait rendre quelque chose par le vagin. Cet état se prolongeant et habitant la campagne, elle n'eut recours que très tard à l'assistance d'un médecin, qui ne fut appelé que lorsque déjà une metro-péritonite s'était déclarée : toutefois elle fut victorieusement combattue par les anti-phlogistiques. Six semaines après, lorsqu'elle croyait être tout-à-fait rétablie, elle ressentit un point douloureux au dessous des deux dernières fausses côtes du côté gauche, qui prit successivement de l'intensité : bientôt une tumeur s'annonça sur ce lieu, peu-à-peu elle se développa, on reconnut ensuite de la fluctuation. Ce fut dans cet état que cette dame fut conduite à Paris pour consulter le professeur Roux. Il fit l'ouverture de cette tumeur, d'où il s'écoula une grande quantité de pus, d'une odeur nauséabonde. La tumeur ne disparut qu'après deux mois et demi de suppuration. Cette dame étant retournée chez elle, les relations sexuelles et une nouvelle époque menstruelle ramenèrent les accidens déjà signalés, des saignées révulsives, des boissons délayantes, des demi-bains et des clystères, parèrent à ces nouveaux désordres.

Dans un voyage que je fis à Orléans pour voir une dame qui portait un polype dans l'utérus, on me présenta cette dame qui me donna sur sa position les renseignemens que je viens d'exposer; confirmés par son médecin, je m'assurais par le toucher, vaginal, rectal, suspubien et par le spéculum utérin, que le col de la matrice quoique dans un état normal, n'avait point d'ouverture. La matrice était très développée ; j'indiquais de suite le traitement unique à faire, qui fut rejetté avec la plus vive répugnance. Huit ou dix mois après, ennuyée des soins qu'elle était forcée de prendre presque à toutes les époques menstruelles, cette dame vint me trouver, pour subir l'opération dont je lui avais parlé ; je la pratiquais avec le plus heureux succès, et par le mode que j'ai indiqué dans la précédente observation. Un régime sévère fut suivi pendant trois mois, après lesquels les règles purent s'écouler sans difficultés, sans que les désordres que je viens de rapporter reparussent. La santé de madame B. devint florissante, à quelques temps de là, elle m'annonça sa grossesse.

5°. *Leucorrhée*. Hippocrate (1) pensait que la leu-

---

(1) *De aere, aquis et locis*. Trad. de M. Ernest Geoffroy, page 17.

corrhée devait mettre un obstacle à la fécondation. Si cette opinion, qui a été adopté par beaucoup d'auteurs, souffre de nombreuses exceptions, on ne peut nier toutefois que la stérilité ne coïncide très-fréquemment avec les écoulemens leucorrhétiques chez des sujets qui jouissent d'ailleurs de tous les attributs de leur sexe. Je pourrais citer plusieurs exemples de femmes qui ne sont devenues enceintes qu'après la cessation de cette maladie. Les leucorrhées anciennes paraissent surtout donner lieu à la stérilité, soit par l'oblitération des trompes qui en est quelquefois le résultat.

Outre que la leucorrhée peut par elle même devenir une cause de stérilité, elle apporte plus ou moins de troubles à la santé de l'individu, et mérite par conséquent, sous ce double rapport, toute l'attention du médecin.

Il n'est pas de mon sujet de rappeler ici tous les moyens qui ont été proposés jusqu'à ce jour pour combattre ce genre d'affection : seulement je crois devoir noter comme moyens dont j'ai obtenu le plus de succès dans les écoulemens chroniques, l'emploi des révulsifs cutanés, tels que l'usage des bains et des douches de Barèges, les frictions sèches pratiquées sur toute la surface du corps, jointe à l'usage des chemises de laine ou de flanelle. J'ai quelquefois employé avec succès des vésicatoires volans, et même un exutoire, aux environs de la région lombaire, quand la maladie résiste.

Il est aussi des cas ou les préparations toniques et

ferrugineuses pourraient être de quelque utilité, ainsi que le conseillait Hallé; mais l'on ne saurait être trop réservé sur l'emploi de ce genre de préparation.

6º. *Aménorrhée.* La fécondation nécessitant l'intégrité physiologique des organes de la génération, doit trouver dans l'aménorrhée l'un de ses principaux obstacles. Le trouble des propriétés vitales de l'utérus qui accompagne nécessairement les suppressions menstruelles, rend le plus ordinairement, en effet, cet organe incapable d'imprégnation. Mais peut-être faut-il distinguer ici le fait même de la suppression, des modifications physiologiques qu'elle apporte dans l'appareil utérin, en ce que cette dernière circonstance seule nous paraît constituer la cause de la stérilité. On voit, en effet, des femmes qui conçoivent, alors même qu'elles ne font aucune perte mensuelle; ce qui a fait dire avec raison, à quelques auteurs, que la menstruation n'était pas une condition indispensable à la génération. Je connais une dame qui est mère de trois enfans, sans avoir été jamais réglée, elle perd dans le courant de l'année tout au plus deux onces de sang, à deux ou trois époques différentes, sans éprouver aucun trouble dans sa santé; mais on conçoit qu'il n'en serait pas ainsi, si le défaut ou l'irrégularité de la menstruation s'accompagnait d'un trouble habituel dans les propriétés vitales de l'utérus et dans la santé de l'individu. C'est dans ce dernier cas que l'aménorrhée amène presque constament la stérilité, ce qui prouve encore que la menstruation est plutôt l'effet que la cause de la puberté, et que la femme n'est pas stérile par cela seul qu'elle n'est pas réglée, mais parce que la matrice manque alors du degré d'action nécessaire à la fécondation.

Il est difficile d'établir des règles générales de traitement contre une maladie qui réclame autant de médications qu'elle reconnaît de causes ; la thérapeutique doit surtout varier selon que la suppression est subite ou lente, selon la constitution de l'individu et les causes occasionnelles de la maladie. On doit, par conséquent, peu compter sur l'action des médicamens dits emménagogues, à moins d'indications spéciales qu'il est extrêmement rare de rencontrer, et dans ce cas même il est peut-être plus prudent d'avoir recours à de légers excitants antispasmodiques, tels que les eaux distillées aromatiques, jointes à l'éther, à l'acétate d'ammoniaque, etc. Le professeur Royer-Collard a aussi préconisé, comme puissant emménagogue, l'électricité ; mais la prudence devrait encore défendre ce moyen, si l'utérus était devenu un point de congestion sanguine ou d'irritation nerveuse qu'il faudrait préalablement combattre.

7° *Ménorrhagie.* Les règles immodérées peuvent, comme l'aménorrhée, nuire à la fécondation, en ce qu'elles modifient, d'une manière pour ainsi dire analogue, le système utérin, tout en se manifestant avec des caractères entièrement opposés. Dans le premier cas, en effet, la menstruation cesse, parce que l'utérus est privé du degré de sensibilité nécessaire à appeler sur lui même les matériaux de cette fonction, ou parce qu'il est devenu accidentellement un foyer d'irritation et de congestion qui suspend son action sécrétoire. Dans la ménorrhagie, cet organe, frappé d'inertie ou doué d'une sorte d'exagération vitale, d'où résulte une exhalation sanguine plus ou moins abondante, semble rentrer encore dans les mêmes conditions physiologiques.

Ai-je besoin de dire que le traitement de la ménorrhagie doit, comme celui de l'affection précédente, être subordonné aux causes aussi nombreuses que variées qui peuvent la produire, et qu'ici, comme dans toute thérapeutique rationnelle, il faut surtout s'attacher à placer l'organe malade sous l'influence de modificateurs capables de lui rendre le type de sensibilité nécessaire à l'exercice de ses fonctions. C'est dans les règles de l'hygiène que le médecin puisera surtout les plus sûrs moyens de régulariser la menstruation. La position horizontale, le repos du corps et de l'esprit ; des alimens peu substantiels, légèrement acides et de facile digestion ; dans l'intervalle des époques mensuelles, un exercice modéré pris à la campagne, une douce excitation des sens, des bains de siège, des lavemens et des injections d'eau fraîche, etc., tels sont les plus puissans moyens de modérer l'écoulement périodique trop abondant.

8° *Hystérie, nymphomanie, érotomanie*, etc. L'exaltation des propriétés vitales du système utérin, à laquelle on s'est plu à assigner autant de noms qu'elle peut revêtir de formes, nous paraît devoir embrasser ici les diverses affections désignées par les auteurs sous le titre d'hystérie, nymphomanie, etc. En effet, soit que l'on considère ces diverses anomalies comme causes ou comme effets de la sur-excitation vénérienne qui les accompagne constamment, on ne peut se refuser d'admettre que leurs phénomènes généraux ou locaux dérivent d'une même source, c'est-à-dire, d'une lésion quelconque de l'appareil génital, et qu'il ne faille rapporter à cette dernière circonstance la stérilité dont sont atteintes beaucoup de femmes hystériques ou nymphomanes. Cette vérité trouve des témoignages irrécusables dans l'observation même des faits anatomico-pathologiques qui présentent, dans le plus grand nombre des cas, le principe du désordre. C'est ainsi que Diemerbrock et Morgagni ont trouvé, après la mort des femmes hystériques, quelque altération des organes génitaux. Il suffit d'ailleurs d'admettre l'état continuel du spasme de l'utérus chez les femmes atteintes de cette maladie, pour se rendre compte de la perversion des fonctions génitales. Toutefois il est assez rare que ces diverses circonstances s'opposent à la fécondation, en ce qu'elles sont plutôt le partage de personnes qui vivent dans l'état de célibat ou de viduité. Il arrive quelquefois néanmoins qu'elles se déclarent chez des femmes mariées par suite même de la fréquente répétition des rapports sexuels, *ex frequente coitu*. Dans quelques cas aussi elles ont lieu sous l'influence du clitorisme, ainsi que nous en avons cité des exemples remarquables.

L'opinion que j'ai émise sur la théorie des névroses ou anomalies générales, qui ne diffèrent ici que dans leurs phénomènes généraux et dans les circonstances morales qui les accompagnent, nous dicte nécessairement, à l'égard de chacune d'elles, les mêmes moyens thérapeutiques, modifiés toutefois sur la nature des accidents. Les saignées générales ou locales, les bains pris à une température douce, des aspersions d'eau froide sur les reins, les émulsions de semences froides, l'exercice, les voyages, etc., et tous les moyens capables d'opérer sur les sens quelque distraction, ont souvent favorisé la fécondation de personnes atteintes de ces sortes d'affections, en appaisant des feux trop ardents ou trop vivement excités par des jouissances abusives.

9° *Anaphrodisie.* Le plaisir, dit l'éloquent auteur des nouveaux éléments de physiologie, entre comme élément dans l'acte par lequel l'espèce humaine se perpétue, et si des femmes ont été fécondées alors même que l'indifférence ou même la haine présidaient à des rapprochements contraints ou désavoués par le cœur, il est pourtant certain qu'une douce volupté est la circonstance la plus favorable à la conception. Beaucoup de femmes ne sont stériles que parce qu'elles coopèrent froidement et d'une manière pour ainsi dire passive aux devoirs conjugaux ; tandis que la femme qui éprouve pour la première fois les doux frémissements de la volupté, a déjà le pressentiment de sa maternité. Si les filles publiques conçoivent rarement c'est que leurs organes génitaux passent d'une surexcitation vénérienne à une véritable anaphrodisie. Sans cesse stimulé par de nouveaux actes, l'utérus, comme le disait Astruc, cesse bientôt de sentir à force de sentir, et devient alors incapable d'imprégnation.

Comme il est des saisons qui disposent davantage aux plaisirs de l'amour, de même il est des climats qui exercent une influence très marquée sur la fécondation : des femmes stériles habitant des climats froids ou tempérés, sont devenues fécondes en passant sous un ciel méridional, et *vice versâ*. On a également fait la remarque que des femmes froides et très grasses conçoivent plus facilement en été et au printemps; tandis que celles qui sont ardentes, d'une complexion sèche et nerveuse, ont besoin d'être, pour ainsi dire, tempérées par l'hiver ou par un climat froid (1).

D'autres circonstances hygiéniques peuvent également porter une influence sédative sur l'appareil génital.

Bien que l'abstinence ne puisse être considérée comme une cause directe de stérilité, elle peut cependant jeter tous les systèmes organiques dans une sorte d'inertie, et justifier par fois l'adage : *Sine Cerere et Baccho friget Venus*.

---

(1) Stein, *de Causis sterilitat.*, page 58.

Hippocrate pensait aussi que les eaux dures, froides et crues rendaient beaucoup de femmes stériles (1) mais rien ne confirme de nos jours une telle opinion. Il n'en est pas de même des liqueurs alcoholiques dont l'abus semble être plus ou moins contraire à l'œuvre de la reproduction ; Alberti a même prouvé dans une Thèse qui a pour titre : *De Ebrietate fœminarum*, qu'il existe plus de femmes que d'hommes stériles par l'effet des liqueurs spiritueuses.

L'anaphrodisie peut être également le résultat d'un défaut de rapport et d'équilibre entre le physique et le moral, car bien que la femme soit moins que l'homme sous la dépendance des causes mentales, on a pu remarquer que le plus grand nombre de celles qui s'adonnent à l'étude des sciences sont stériles. En parlant de l'anaphrodisie dans l'homme, nous avons déjà donné la raison physiologique d'une telle influence par l'inégale répartition des puissances vitales qui sont alors toutes consacrées à l'exercice des actes de l'esprit, ce qui fait dire à Roussel qu'une personne profondément occupée n'existe que par la tête.

La femme est aussi, plus que l'homme, affranchie des causes morales sédatives de la puissance génitale ; néanmoins, les deux exemples suivants prouveront que la stérilité peut avoir lieu sous l'influence de cette seule cause : une dame qui avait eu une première inclination avant son mariage, souffrait uniquement

---

(1) *De aere, aquis et locis.*

par devoir et sans aucune sensation de plaisir, les approches de son mari; après plusieurs années d'une union stérile, elle se trouve dans un bal où elle est obligée de figurer avec son ancien amant qu'elle croyait avoir oublié ; mais elle éprouve, à sa vue, une si vive émotion, qu'elle est forcée de quitter le bal ; le même trouble agite ses sens toute la nuit, et pour la première fois elle trouve dans les caresses de son mari, les douceurs de la volupté.

La femme qui fait le sujet de ce dernier exemple jouissait à Paris de tous les plaisirs que donne une grande fortune, elle s'en lassa pourtant, et se rappella qu'elle était mariée depuis près de sept ans sans avoir pensé au bonheur maternel. Par mon conseil, elle abandonna le tourbillon du monde et se retira à la campagne, où elle suivit un régime et un traitement. Après y avoir fait plusieurs mois de séjour, par une belle soirée d'été, cette dame se trouvait assise auprès de son mari, devant un de ces sites enchanteurs qu'il n'est donné qu'à la nature de représenter ; une rivière coulait à ses pieds, des arbres touffus lui prêtaient leur ombre qui s'étendait jusque sur la surface de l'eau ; le soleil n'avait plus qu'un pas à faire pour atteindre à l'horison, la tranquillité du soir n'était interrompue que par le bruit léger des petites vagues et le gazouillement des oiseaux. La douce fraîcheur de l'air, le charme de ces lieux, opérant sur les sens de cette dame un trouble, une agitation inconnue jusqu'alors, lui rendirent en ce moment plus chère la présence de son mari, elle sentit sans en savoir la cause, l'impératif besoin d'un tendre abandon. Cette soirée qui fut si délicieuse pour cette dame lui fit trouver aussi, le beau titre de mère.

D'autres causes physiques et morales que nous avons exposées longuement et avec plus de détail à l'occasion de l'anaphrodisie dans l'homme, peuvent également affaiblir ou même éteindre chez la femme la puissance reproductive ; mais il faut toutefois convenir que de tels effets s'observent moins chez un sexe qui pour couronner l'œuvre de la génération n'aurait soin que de *céder* à l'autre sexe.

Il faut cependant remarquer, que si dans quelques circonstances, la femme est tout-à-fait dépourvue de sensations voluptueuses, ne cédant au devoir conjugal que par condescendance, cette cause peut aussi empêcher la fécondation, quoiqu'elle ne soit pas absolue. Plusieurs cas de cette espèce d'anaphrodisie se sont présentés dans ma pratique, elle était tellement prononcée, que les dames qui s'en trouvaient frappées, n'éprouvaient aucun changement, pas la moindre sensibilité dans l'acte coïtal, l'impassibilité la plus désespérante frappait l'organisation la plus parfaite. J'ai vu trois dames qui manquaient de clitoris, me dire aussi qu'elles ignoraient entièrement les sensations qu'on devait éprouver dans l'acte copulateur.

Quoi qu'il en soit, il faudra diriger une médication toute spéciale sur l'appareil génital et se servir des mêmes moyens thérapeutiques que ceux que nous avons indiqué pour combattre l'anaphrodisie de l'homme. Toutefois, le traitement devra subir des modifications multipliées, selon les causes de l'anaphrodisie. Il faudra porter une action plus ou moins active sur les organes externes ou profonds de la génération. On emploira tour-à-tour les rubéfiants, le massage malaxé et le congesteur; le massage ne pouvant qu'imparfaitement s'exercer avec les doigts, sur les parties profondes, on se servira de pinces disposées à cet usage. Le congesteur, sollicitera une action directe ou immédiate, sur l'utérus, surtout sur son col.

On arrivera ensuite, aux injections, aux irrigations avec des sondes utérines. (Voyez le modèle aux planches) composées de décoction de graine de lin, légère, limpide ou de laitue pommée, d'huile de pavot, d'amande, à une douce température. Peu à peu et successivement on rendra ces liquides plus actifs, selon le degré de sensibilité du sujet : parfois, il deviendra nécessaire de produire des sensations jusqu'à pamoison. Il ne faudra pas négliger les frictions stimulantes, le massage, les douches, sur les surfaces des bosses occipitales, dorsales, lombaires et fessières : il faudra aussi vivifier, de la manière que nous l'avons exposé à l'article du massage les muscles du périnée et le sphyncter.

9° *Corps fibreux, cartilagineux et osseux de l'utérus.*

Il peut se développer dans l'intérieur ou dans la texture même de l'utérus, des productions organiques dont la densité varie depuis l'état fibreux jusqu'à l'état osseux, et qui ont paru, dans quelques cas, apporter des obstacles à la fécondation, soit en bouchant l'orifice de l'utérus, soit en changeant le mode de vitalité dont cet organe doit être doué pour l'accomplissement de l'œuvre de la génération : mais l'art ne connaît encore aucun moyen de guérir ni même de reconnaître, dans l'état de vie, ces diverses altérations.

10° *Squirrhe et Cancer.* L'oblitération presque constante de l'orifice de la matrice, jointe à l'excessive sensibilité qui accompagne ordinairement l'induration squirrheuse de son col, rendent suffisamment raison de la stérilité observée chez la plupart des femmes atteintes de cette maladie. Le cancer ulcéré peut également s'opposer à la conception, par le seul fait de l'oblitération; mais l'altération plus ou moins profonde qui envahit par suite le corps même de l'utérus, doit, en outre, le rendre impropre à élaborer le fluide séminal, et à fournir à l'embryon les matériaux nécessaires à sa nutrition. Quelques faits semblent toutefois prouver que la femme peut concevoir et porter un enfant à terme, malgré la dégénération cancéreuse du squirrhe de la matrice; telle était du moins l'opinion de Levret, et telle est celle de MM. Bayle et Cayol. Ces derniers, pour justifier leur assertion, rapportent l'observation suivante :

Une femme enceinte de huit mois et demi, se présente à l'hôpital de la Charité, *le premier septembre 1811, avec une perte excessive datant du mois de décembre précédent*, c'est-à-dire, de l'époque même de la conception. Il existe dans les intervalles des hémorrhagies ; un écoulement ichoreux, fétide, très abondant : on reconnaît, par le toucher, que le col de l'utérus est entièrement détruit et remplacé par un ulcère à surface inégale, anfractueuse, dans lequel on ne distingue pas même l'orifice utérin. Le 22 septembre, la femme accouche d'un enfant mort, mais à terme et bien constitué. Toutesfois les mêmes accidents continuent, les forces s'épuisent, et la malade succombe le 25 février suivant. L'ouverture du cadavre découvre une large ulcère qui a détruit non-seulement le col de l'utérus, mais encore la partie supérieure du vagin qui communique avec l'intérieur de la vessie urinaire, par une ouverture d'environ un pouce de diamètre ; toute la surface de l'ulcère est recouverte d'une couche de putrilage extrêmement fétide ; en enlevant toute cette matière, on voit à nu l'érosion de la matrice et du vagin qui occupe deux ou trois lignes de profondeur, mais au-delà de laquelle le tissu de la matrice paraît dans son état naturel. Le corps de la matrice n'a que son volume ordinaire, et tous les autres viscères sont dans l'état sain. Sans nier la possibilité de la fécondation chez des femmes atteintes de squirrhe ou cancer du col de l'utérus, nous ne croyons pas devoir conclure avec les observateurs de ce fait, qu'une femme *peut encore concevoir et porter un enfant à terme, malgré l'érosion profonde du col de l'utérus par un ulcère cancéreux*; car ici aucun symptôme de la maladie n'a précédé le moment de la conception; tous les accidents datent de cette dernière époque, et semblent naître ou du moins prendre plus d'intensité par les progrès mêmes de la grossesse. Quoi qu'il en soit, si le cancer n'exclut pas l'aptitude à la génération, il compromet à la fois l'existence de la femme et celle de son fruit; l'art doit donc s'empresser de l'attaquer dans son principe, et surtout avant qu'il n'ait atteint le corps de la matrice, parce qu'alors il est incurable.

11° *L'hystérotomie ou l'extirpation du col*. L'hystérotomie, ou l'extirpation du col, nous paraît être, le seul moyen d'arrêter les progrès de la maladie, dont il vient d'être question et de donner encore quelque espoir de maternité. Osiander de Goettinque, Dupuytren et surtout le professeur Lisfranc, ont pratiqués un grand nombre de fois cette opération, par des procédés différens, dont les résultats quelquefois inespérés, ont attesté le succès le plus certain. Dupuytren se servait d'un *spéculum utéri*, à deux ou trois branches, de la pince de Museux, avec laquelle il saisissait et attirait à lui le col de l'utérus, et avec un couteau à deux tranchants courbé sur son plat, ou de longs et forts ciseaux, également courbés sur leur plat très tranchant faisait l'excision du col. M. Lisfranc donne la préférence à deux bistouris boutonnés, un droit et un courbe sur le tranchant. Les pinces de Museux, dont il se sert sont plus longues, plus fortes, avec des crochets moins recourbés que celles dont on se sert ordinairement. Un spéculum bivalve, des bistouris de différentes grandeur, de forts ciseaux courbes sur le plat, complètent les principales pièces de l'appareil.

L'habile chirurgien de la pitié lut un mémoire sur l'amputation du col de l'utérus, à l'académie des Sciences le 2 juin 1814, où il dit dans un des paragraphes.

« Un fait physiologique de la plus haute importance est le suivant : l'amputation du col de l'utérus, a prouvé que cette partie de l'organe n'est pas indispensable pour que la gestation ait lieu et qu'elle arrive heureusement à son terme ordinaire. En général, l'accouchement se termine alors beaucoup plus facilement. Sur dix de mes opérées qui sont devenues enceintes, une seule est accouchée à quatre mois : elle avait commis des imprudences qui, dans toute autre circonstance auraient pu produire l'avortement. J'ajouterai que Mme Carpentier, qui m'a permis de la nommer, a porté à terme deux fœtus, qui sont nés très bien portant. MM. les docteurs Avenel et Boulu ont pratiqué l'accouchement. » Je ne dois pas terminer ce travail, dit le célèbre praticien, sans annoncer à l'académie que sur *quatre-vingt-dix-neuf* femmes que j'ai soumises à l'amputation du col de l'utérus, *quinze* sont mortes et *quatre-vingt-quatre* sont guéries. Au nombre des insuccès, sont compris les cas de récidive. Nous ferons d'ailleurs remarquer, que nos revers ont porté uniquement jusqu'à aujourd'hui sur des femmes dont la maladie était très avancée ; nous espérons donc qu'à mesure que les nouvelles idées sur les affections de l'utérus seront plus répandues, par cela même qu'on opérera plutôt, les chances d'insuccès devront être encore beaucoup moins nombreuses. »

Plusieurs faits consignés dans les Bulletins de la Faculté de Médecine de Paris, déposent en faveur de cette opération qui a rendu à la vie et à la santé plusieurs femmes atteintes, d'engorgements de mauvaise qualité et de cancers du col de l'utérus. L'observation suivante prouve aussi que la même opération peut faire cesser la stérilité produite par toute autre affection qui aurait nécessité l'emploi de ce moyen. Madame N.... avait joui de la santé la plus parfaite jusqu'à l'âge de 15 ans, époque où se manifesta la première menstruation. Des douleurs violentes dans la région pelvienne, jointes à des phénomènes nerveux plus ou moins intenses se répétaient à chaque retour des règles, et nécessitaient souvent l'emploi de saignées, de bains et autres moyens calmans. A 20 ans, madame N... se maria ; mais cette circonstance loin de faire cesser de tels accidens, ne fit que leur donner un nouveau degré d'intensité. Madame N... éprouvait en outre les plus vives douleurs lors des approches conjugales : plusieurs médecins furent appelés, et prescrivirent divers moyens qui n'eurent aucun succès. Le professeur Dupuytren ayant été consulté à cet effet, examina avec soin l'état des parties, et reconnut une déviation de l'extrémité du col utérin qui avait en quelque sorte la forme d'un crochet. Toute sa circonférence était douloureuse, rénitente et ulcérée dans plusieurs points. Cet habile chirurgien ne vit d'autres moyens de guérison que l'excision, qui fut pratiquée quelques jours après avec le succès le plus complet ; l'écoulement menstruel reparut à l'époque ordinaire, et quatre mois après, madame N... qui n'avait donné aucune marque de fécondité, devint enceinte.

12º *Vices de position de la Matrice.*

La stérilité a souvent pour cause certains déplacements de l'utérus, parmi lesquels il faut surtout noter sa descente, son renversement, son antéversion, sa rétroversion, sa hernie.

1º *Descente.* Avant de se précipiter hors les parties sexuelles, la matrice peut subir plusieurs autres degrés d'abaissement qui ont été désignés collectivement sous le nom de procidence incomplète : cette circonstance a paru dans beaucoup de cas s'opposer à la fécondation, soit en changeant les rapports naturels des parties sexuelles lors des approches conjugales, soit en rendant celles-ci plus ou moins douloureuses par une sorte de collision que le pénis exerce alors sur le col utérin.

En traitant des vices de dimension du pénis, j'ai déjà eu occasion de parler des moyens mécaniques propres à rendre le coït moins douloureux pour la femme, et je me bornerai ici à rapporter une observation qui me paraît bien propre à confirmer l'efficacité d'un tel procédé. Madame de Saint...., âgée de 24 ans, était mariée depuis sept ans sans avoir d'enfans : les deux époux jouissaient en apparence de tous les attributs de leur sexe, et désiraient également obtenir des fruits de leur union, lorsque madame S.... vint se faire soigner dans ma maison de Santé, pour une maladie de peau qu'elle portait depuis plusieurs mois. Sur le rapport qu'elle me fit des vives souffrances qu'elle éprouvait lors des approches conjugales, je touchais le col de l'utérus que je trouvai plus bas que de coutume, dirigé à gauche et en arrière, et légèrement recourbé sur lui-même : j'appris en même temps du mari qu'il était doué d'un excès de virilité physique qui rendait surtout le moment de la copulation douloureux. Pour remédier à ce double inconvénient, je prescrivis pendant quelques jours à madame S..., l'usage des demi-bains et des injections mucilagineuses ; j'appliquai ensuite un demi-spéculum dans le but de ramener le col de l'utérus dans sa position naturelle, en même temps que je donnai le conseil de placer sur la vulve, pendant l'exercice du coït, un bourrelet en gomme élastique, perforé dans son centre pour recevoir le pénis et en diminuer la longueur. A l'aide de tels moyens, madame S..., devint mère au bout de neuf mois.

Dans la procidence complète, la matrice a franchi graduellement tout le conduit du vagin, et se manifeste plus ou moins entre les grandes lèvres, au point d'en imposer quelquefois pour un *hermaphrodisme*. Cet accident impliquerait nécessairement l'impuissance, et, par conséquent, la stérilité, si l'art ne parvenait à réduire et à fixer le col de l'utérus par les moyens mécaniques connus (pessaires); mais il n'est pas rare de voir, dans ce dernier cas, la femme concevoir et porter à terme le fruit de la conception. J'ai même vu une dame qui, étant devenue enceinte après la réduction d'une procidence complète de l'utérus, n'a conservé, après son accouchement, qu'un très-faible déplacement du col utérin qui, aujourd'hui, descend à peine au niveau du détroit inférieur.

2° *Renversement de l'utérus.* Bien que l'inversion de la matrice soit le plus ordinairement la suite immédiate de l'accouchement, il est des cas où elle se manifeste par le seul effet de la débilitation ou de causes dont l'action tend à distendre l'utérus, telles que les hydropisies, les hémorrhagies utérines, etc. : quel que soit le degré de saillie de la tumeur qui se manifeste alors, la stérilité en est la compagne inséparable.

Il n'est pas difficile de réduire la matrice qui a souffert ce genre de déplacement, mais on rencontre quelquefois beaucoup de difficultés pour prévenir sa récidive, surtout si l'affection est ancienne.

Lorsque l'on a rempli la première intention suivant les différentes règles indiquées pour le taxis, on doit appliquer un pessaire, prescrire un repos absolu, et dans une position horizontale longtemps continuée; faire usage d'injections et de douches ascendantes d'eaux minérales, sulfureuses ou ferrugineuses (1). On voit beaucoup de femmes concevoir après la réduction de renversemens plus ou moins complets de l'utérus, mais il est surtout important d'éviter les suites d'une nouvelle inversion lors de l'accouchement.

3° *Antéversion, rétroversion et obliquité de l'utérus.* Les déviations du col de la matrice qui proviennent d'un déplacement quelconque du corps de cet organe, sont rarement des causes de stérilité, en ce qu'elles sont presque toujours le produit de la gestation. S'il arrivait néanmoins qu'un degré d'inclinaison quelconque eût lieu dans le col de la matrice, et que cette circonstance parût nuire à la fécondation, ce serait encore le cas d'avoir recours à l'emploi du spéculum, dont j'ai déjà constaté l'efficacité par plusieurs observations rapportées précédemment, et que confirme surtout le fait suivant :

Madame... âgée de 39 ans, était restée stérile près de vingt ans dans une union qu'elle avait contractée contre son goût et la volonté de ses parens. En 1809, le prince Kourakin, avec lequel elle était *intimement* liée, et qui m'honorait depuis long temps de son estime particulière, voulut bien m'envoyer auprès d'elle

---

(1) *Voir* sur cette importante matière et sur tout ce qui est relatif aux maladies de l'utérus, l'excellente Monographie de M. le docteur Nauche; deux vol. in-8°, 1829.

pour la traiter d'un ascite qui disparut en peu de temps. Madame... me manifesta, à cette occasion, les plus vifs désirs d'avoir des enfans ; elle avait déjà consulté à cet effet les professeurs Hallé et Dubois, qui lui avaient conseillé de prendre les eaux du Mont-d'Or, qui n'eurent aucun succès. A son retour, elle vint de nouveau me consulter, et se soumit au toucher ; dans cette exploration, j'eus beaucoup de peine à reconnaître le col de l'utérus, dont l'extrémité se trouvait placée derrière le pubis. Cette dernière circonstance, qui me parut être la cause de la stérilité de madame de..., s'accompagnait toutefois d'une sorte de frigidité génitale que je crus devoir combattre par les moyens convenables, et notamment par le sirop anti-anaphodisiaque ; pour assurer l'efficacité de tels moyens, je fis même pratiquer aux lombes deux sétons qui déterminèrent une éruption érysipélateuse qui s'étendit à toute cette région. Après avoir attendu pendant quelque temps l'effet de ces différents moyens, je fis placer un demi spéculum pour maintenir le col utérin dans sa position naturelle. Ce fut à l'aide de cet appareil que l'œuvre de la génération eut lieu, et que les vœux de madame de.... furent accomplis

Lorsque la laxité des ligamens et autres moyens de fixation de l'utérus rendent le museau de tanche d'une telle mobilité, que le demi-spéculum ne puisse le maintenir dans une situation convenable, je conseille l'emploi d'un métrastère ou fixateur utérin.

Madame R..., d'origine créole, d'un tempérament

assez délicat, épousa à l'âge de 18 ans, un officier français qu'elle aimait avec passion ; pendant près de quinze ans qu'ils habitèrent ensemble la Martinique, leur union fut stérile : désespérés de ne point avoir d'enfans, ils firent le voyage de Paris au commencement de 1820, pour essayer l'influence du climat de la France, et s'éclairer en même temps des conseils de l'art. A leur arrivée à Paris, ils consultèrent le professeur Dubois, qui trouva le col de la matrice situé en devant, formant dans le vagin une saillie beaucoup plus considérable que de coutume ; la menstruation était irrégulière et peu abondante.. Portant d'abord son attention sur la santé générale de Mme R..., le professeur Dubois lui prescrivit un traitement tonique dont elle obtint les effets les plus heureux. Ne pouvant suivre assidûment la malade, il voulut bien me la confier : après avoir continué pendant quelque temps les mêmes moyens, je leur associai l'usage du sirop antianaphrodisiaque, et celui des frictions avec la pommade astérasique, qui déterminèrent sur les organes génitaux une excitation que madame R..., n'avait pas encore ressentie. Pour corriger la disposition défectueuse du col utérin j'appliquais le métrastère. Cette opération fut faite immédiatement après l'écoulement menstruel, et répétée trois fois dans les premiers jours qui suivirent cette époque (1). Quelque temps après

---

(1) *N. B.* Pour appliquer cet instrument, il faut que la femme dont on a préalablement favorisé la dilatation du

les signes de grossesse se manifestèrent, et Mme R..., accoucha heureusement d'un enfant à terme et bien portant. Nous avons eu trois autres exemples de dames qui avaient été stériles par des vices de situation de l'utérus, et qui sont devenues mère par le même procédé.

§ III. Maladies des Trompes.

Les maladies des trompes ne sont pas moins difficiles à reconnaître que celles des ovaires, dont elles sont les compagnes presqu'inséparables. Leurs *phlegmasies* qui sont un résultat nécessaire de celle de la matrice et des ovaires, peuvent amener le *retrécissement* ou même l'*oblitération* complète de leur conduite, et devenir ainsi une cause de stérilité *incurable*; en effet, on a dû remarquer, que dans beaucoup de circonstances, l'oblitération des trompes, était une des causes spéciales de la stérilité. Cette occlusion existe beaucoup plus souvent à l'extrémité péritonéale de la

---

vagin par des injections huileuses et des demi-bains émolliens, soit placée sur le bord du lit, les genoux relevés et écartés l'un de l'autre ; on introduit ensuite dans le vagin l'une des extrémités de l'instrument, avec une main, tandis que l'autre assujettit le col utérin et le dirige dans la partie du conduit chargée de le recevoir et de le fixer. On le maintient ensuite avec des rubans fixés autour du bassin, où la femme elle-même le maintient avec la main appliquée sur le manche courbe qui s'y trouve adapté.

trompe que vers l'utérus. Il est un fait pathologique presque constant, que les membranes muqueuses se réunissent avec beaucoup de difficultés par leur face libre, tandis que les séreuses contractent et forment des adhérences avec la plus grande facilité. C'est vers le niveau de l'orifice évasé des trompes utérines, que se fait la continuation entre la membrane muqueuse des organes sexuels de la femme, et la membrane séreuse qui revêt tout l'abdomen. On comprendra facilement que la muqueuse se transformant en quelque sorte en séreuse, doit en acquérir les propriétés, et comment lorsqu'à la suite d'une métro-péritonite, ou d'une péritonite, les franges des pavillons contractent des adhérences entr'elles et oblitèrent partiellement ou entièrement le canal de la trompe.

La gazette médicale de Paris, tome VI du mois de septembre 1838, dit avec raison, que, « toute
» cause de péritonite pourra devenir cause de stéri-
» lité, surtout si elle débute par les organes pelviens,
» et comme c'est précisément dans ces organes que
» la péritonite des femmes a le plus souvent sa source,
» nous avons une raison déjà de la fréquence de l'o-
» blitération de l'extrémité péritoniale des trompes,
» coïncidant avec des adhérences entre les organes
» génitaux internes et les parties environnantes ».

Il résulte que les nombreux exemples de stérilité que j'ai rencontré, ne sont survenus qu'à la suite des lésions pathologiques des viscères pelviens; soit que les femmes aient eu un ou plusieurs enfans, soit qu'elles n'en aient pas eu. Examinons ce fait pratique lorsqu'une inflammation plus ou moins aiguë, plus ou moins vive, ayant son point d'origine dans l'utérus, et de là, s'étendant par continuité dans les deux trompes, on comprendra aisément qu'arrivé à l'endroit où la membrane muqueuse se transforme en séreuse, l'inflammation détermine la secrétion d'une matière lymphatique qui agglutine, en formant une espèce de soudure, les franges des trompes, et oblitère par cette opération anormale, un des tubes ou tous les deux. (1)

Je crois aussi devoir signaler que tout ce qui est capable de porter, de former une inflammation, d'irriter idiopathiquement ou sympathiquement les organes génitaux de la femme, pourra produire la stérilité plus ou moins absolue, en diminuant la capacité de l'orifice tubaire, ou en oblitérant entièrement l'oblitération des trompes, pourrait également avoir lieu par la seule présence de mucosité ou autres corps étrangers dans la continuité de leur conduit ; mais on sent qu'il est aussi difficile d'apprécier ces circonstances que d'y remédier. C'est dans l'intention de déterger les parvis des trompes et de favoriser le déplacement des corps étrangers qui pourraient interrompre la continuité de leurs conduits, que j'ai essayé souvent, non sans quelques difficultés, mais quel-

---

(1) M. Petrequin, célèbre praticien, de Lyon, a signalé depuis longtemps les cas de stérilité dont il s'agit.

quefois avec un succès inespéré, d'y pratiquer des injections, au moyen de sondes disposées convenablement à cet effet.

ARTICLE II.

DE LA STÉRILITÉ DÉPENDANTE DES CAUSES GÉNÉRALES INHÉRENTES A LA CONSTITUTION DE LA FEMME.

Pour nous conformer au plan que nous avons adopté dans l'exposition des causes de la stérilité de l'homme, nous rapporterons également à deux chefs principaux; c'est-à-dire, à des dispositions physiologiques et pathologiques, toutes les circonstances qui peuvent donner lieu au genre de stérilité dont il s'agit.

§ Ier. DISPOSITIONS PHYSIOLOGIQUES.

1° *Ages.* Le temps pendant lequel la femme jouit de la faculté reproductive, est naturellement marqué par une fonction qui en fixe, d'une manière pour ainsi dire absolue, la durée; mais avant que les organes générateurs soient arrivés au terme de la menstruation, ils sont souvent frappés de nullité par l'effet des progrès de l'âge : on voit, en effet, beaucoup de femmes présenter, en apparence, toutes les conditions physiologiques qu'exige la conception, sans pouvoir payer leur tribut à la maternité, comme si l'appareil utérin perdait alors le degré de vitalité qui doit le rendre apte à la fécondation. Cette sorte de stérilité semble surtout atteindre la femme qui n'entre dans l'état du mariage qu'à un certain âge, et lorsque le défaut absolu d'exercice a affaibli la vie reproductive au point d'annihiler les fonctions qui lui sont départies : c'est ainsi, par exemple que la femme qui entre à quarante ans dans l'état de mariage, conçoit plus difficilement que celle qui se marie à vingt ans, bien que l'une et l'autre jouissent des mêmes attributs sexuels.

La stérilité qui dépend d'une union tardive a souvent été combattue avec succès par les excitans du système utérin, notamment par les douches sulfureuses pratiquées sur les lombes, les vésicatoires volans, les linimens anaphrodisiaques, etc., mais il convient surtout d'attendre pour l'emploi de tels moyens, comme pour l'exercice du coït, les premiers jours qui suivent la menstruation, parce qu'alors l'utérus jouit déjà d'un certain degré d'excitation, et que son orifice entr'ouvert permet davantage l'admission de la semence.

2° *Tempérament.* L'uniformité de tempérament et de constitution qui forme l'un des principaux caractères d'organisation de la femme, semble la rendre tributaire des mêmes lois. Le tempérament lymphatico-sanguin dont elle est naturellement douée, paraît aussi le plus favorable à la conception, aussi remarque-t-on que les femmes qui s'en éloignent le plus, sont aussi celles qui fournissent le plus d'exemples de stérilité.

Les femmes qui ont un tempérament vif, ardent, une constitution sèche, avec des formes, pour ainsi dire, masculines, et qui méritent l'épithète de *mascula*, qu'Horace donne à Sapho, sont surtout dans ce dernier cas. On sait aussi que les femmes d'une constitution faible, à fibres molles et lâches, et d'un excessif embonpoint, sont la plupart stériles. Hippocrate pensait que l'utérus est alors *refroidi* par la graisse qui l'environne, et que ses orifices sont oblitérés de manière à ne plus permettre la pénétration du fluide séminal. Mais nous croyons avoir donné une plus juste explication de la stérilité produite par une telle cause, en l'attribuant à une débilitation du système utérin due à un surcroît de nutrition du reste de l'individu.

Envisagés uniquement sous le rapport de la sensibilité génitale, les tempéramens peuvent être une cause fréquente de stérilié. C'est ainsi qu'un tempérament érotique, ardent, plus justement nommé utérin par le savant Hallé, paraît être moins favorable à la fécondation qu'un tempérament peu sensible aux jouissances de l'amour. Si la fécondation exige de l'homme de la vivacité dans les désirs et de l'ardeur dans l'acte, elle ne demande à la femme qu'une douce complaisance et des affections tendres avec des sens calme sans froideur, et un cœur satisfait sans émotion. Voyez, par exemple, ces femmes stériles, tantôt vives, sèches, ardentes et irritables, tantôt, au contraire, indolentes, froides et inaccessibles à l'amour : elles sont pour la plupart dans des conditions physiologiques tout-à-fait opposées, tandis qu'il est d'observation que les femmes qui se trouvent placées entre ces deux extrêmes, c'est-à-dire, qui sont d'une constitution à la fois sanguine et lympatique, d'un embonpoint médiocre, d'une sensibilité douce et affectueuse, de passions plutôt aimables que violentes, sont les plus aptes à la fécondation et les meilleures mères.

Modifier la sensibilité génitale, soit en modérant l'excès d'orgasme vénérien, soit en appelant les fluides vers l'appareil utérin lorsqu'il y a une inégale répartition de la vie sur l'ensemble de l'économie, telles sont les principales bases de traitement que réclame la stérilité due aux causes que nous venons d'exposer; traitement dont les développemens ont déjà été indiqués précédemment, et qu'il suffit de modifier ici d'après la sensibilité particulière du sujet, en observant fidèlement cet adage des anciens, qui est ici d'une si juste application : *Contraria contrariis curantur.*

§ II. DISPOSITIONS PATHOLOGIQUES.

En parlant de la stérilité de l'homme, nous avons vu que diverses circonstances pathologiques peuvent frapper de nullité ses organes générateurs ; mais il n'en est pas de même à l'égard de la femme, chez laquelle la reproduction s'est soustraite davantage aux influences morbides ; chaque jour, en effet, l'on voit des femmes donner des marques de fécondité, alors même qu'elles sont atteintes de phthisie, de maladies scrophuleuses, vénériennes, scorbutiques, ou autres affections qui compromettent à la fois leur propre existence et celle du fruit de la conception. Tous les efforts du médecin doivent donc tendre uniquement vers ce dernier objet; ce n'est même qu'après avoir combattu avec succès de telles affections, qu'il est permis de conseiller le mariage, et d'en espérer des fruits sains et bien portans.

CHAPITRE III.

DE LA PHARMACOLOGIE APPLIQUÉE SPÉCIALEMENT A L'APPAREIL GÉNITAL DANS LE BUT DE MODIFIER LES PROPRIÉTÉS VITALES QUI PRÉSIDENT A SES FONCTIONS.

La génération ne suppose pas seulement l'intégrité physique des organes qui en sont spécialement chargés, elle exige en outre certaines conditions physiologiques qu'il n'est pas toujours au pouvoir de l'art d'apprécier. On peut toutefois réduire à ces trois états, augmentation, diminution et abolition, les diverses altérations des propriétés vitales qui président à cette fonction. Si l'hygiène peut, dans l'un et l'autre cas, fournir au médecin de puissans moyens thérapeutiques, il faut pourtant convenir de son insuffisance dans un très grand nombre de cas où l'on est obligé d'avoir recours aux diverses substances qui sont du domaine de la matière médicale. Toutes les substances que l'art emploie pour régler le type de sensibilité des organes génitaux, se partagent naturellement en deux classes ; la première qui est généralement désignée sous le titre de *Tempérans*, se compose surtout de substances *dites* rafraîchissantes, émollientes, gommeuses, émulsives, opiacées, etc. Comme la plupart d'entre elles sont connues dans leurs caractères physiques comme dans leurs propriétés médicales, nous n'avons pas cru devoir en faire un examen particulier; mais il n'en est pas de même de celles qui composent la seconde classe, ordinairement connue sous le titre *d'aphrodisiaques*, et qui nous ont paru mériter une description particulière.

§ Ier DES SUBSTANCES QUE L'ART EMPLOIE POUR DIRIGER LES FLUIDES ET MAINTENIR LES PROPRIÉTÉS VITALES SUR LES ORGANES DE LA GÉNÉRATION DANS LES DEUX SEXES (1).

C'est à tort que quelques médecins ont cru pouvoir nier l'existence des aphrodisiaques, il suffit pour s'en convaincre d'observer ce qui se passe chez la plupart des animaux. On sait que le marum excite les chats, de même que la cataire, la valériane, le serpentaire

---

(1) *N. B.* Sans chercher à grossir le catalogue des médicamens indiqués dans les éditions précédentes, j'ai cependant cru devoir ajouter ici quelques autres substances dont j'ai eu occasion de constater l'efficacité. De même il m'a paru convenable d'indiquer quelques nouvelles préparations qui peuvent suppléer celles que diverses circonstances individuelles pourraient défendre. Avant d'entrer dans les détails qui appartiennent à l'histoire naturelle et médicale de ces mêmes substances, je crois devoir rendre hommage à l'intelligence et à l'exactitude du pharmacien à qui j'ai confié l'exécution de mes préparations. (M. Victor Regnaud, rue Royale Saint-Antoine, N° 4, ancien pharmacien en chef de l'hospice de la Maternité.)

de Virgine, etc.; on sait aussi que certains oiseaux auxquels on donne du chenevis, du fénugrec, etc., entrent en chaleur.

Les aphrodisiaques sont recherchés partout, principalement dans des climats les plus ardens, où l'on en fait un grand usage, surtout chez les orientaux, parce que la chaleur, la polygamie, les excès de toute sorte ne tardèrent pas à diminuer et même à abolir leurs facultés viriles. Certaines odeurs aromatiques excitent chez beaucoup de femmes le système utérin.

Tout le monde connaît l'histoire d'une des épouses de Jacob, qui eut recours à un aphrodisiaque, devenu fameux par la difficulté qu'ont trouvée les commentateurs de la Bible, à déterminer l'espèce de végétal dont elle se servit (1).

Les trois règnes de la nature contiennent des substances aphrodisiaques. 1° Dans le règne minéral on trouve l'étite, ou pierre d'aigle (fer carbonaté), l'astroïte qui est un carbonate calcaire, le sel marin, le borax, etc. 2° Dans le règne végétal, plusieurs champignons ont des propriétés très-aphrosidiaques, spécialement les truffes et les morilles, le gingeng du Japon, la ceinéraire sibérienne, la vanille, le salep, le cacao, les asperges, certains alliacés, le zéodaire, la racine de Jean de Lopez, les deux cardamones, l'arum ou pied du veau. Les aristoloches, les lauriers, la ca-

---

(1) Il est question du dudaïm, qu'on croit être l'*atropa mandrogara*.

nelle, la muscade, le laurier persea, l'opium, le giroflé; plusieurs baumes, des huiles ou essences et d'autres substances végétales dont l'action est plus ou moins active. 3° Le règne animal présente un grand nombre de ces substances. Les humeurs et même la seule odeur des organes sexuels deviennent de très-puissans aphrodisiaques; on peut en dire autant du musc, du castoreum, de la civette, du sincus officinalis, espèce de lézard qui se nourrit d'insectes, de la tortue carrée, les deux derniers agissent sur les organes urinaires et sexuels, et d'autres poissons qui contiennent du phosphore; le poulpe, la sèche, le pétoncle, les huîtres et autres bivalves; les écrevisses, les homards, les crevettes et la plupart des crustacées jouissent des mêmes qualités, ainsi que les pipéracés : c'est pour cela que les Vénitiens et les Florentins en sont si friants.

1° Règne végétal.

(Tiges, feuilles et fleurs).

1° La sarriette, *satureia hortensis*, de la famille naturelle des labiées, corolle à cinq lobes presqu'égaux, étamines écartées, tige haute de deux décimètres, souvent plus, un peu rougeâtre, très-blanche; feuilles lancéolées, linéaires, légèrement ponctuées; fleurs petites, rougeâtres, axillaires, géminées sur chaque pédoncule; plante qui croît naturellement dans les lieux arides des provinces méridionales, que l'on cultive dans nos jardins. Elle est annuelle.

Propriétés. La sarriette a été classée avec fondement parmi les médicamens excitans : j'emploie toute la plante en infusion dans un excipient convenable, et en poudre à des doses variables.

2° La CATAIRE, *nepeta cataria*, de la famille naturelle des labiées; calice cylindrique à cinq dents; corolle à tube long, à gorge évasée, dont le limbe est à deux lèvres, la supérieure échancrée, l'inférieure à trois lobes, dont deux latéraux, petits et renversés, et celui du milieu grand et concave; tige haute de six à dix décimètres, quadrangulaire, branchue; feuilles pétiolées, en cœur, dentées en scie, vertes en dessus, blanchâtres en dessous; fleurs verticillées en épis terminaux ; couleur la plus souvent pupurine, quelquefois blanche; on la trouve sur les bords des chemins dans les lieux humides. Elle est vivace.

Propriétés. Cette plante est pourvue d'une odeur forte qui la fait rechercher de quelques animaux, et particulièrement des chats, en qui elle paraît développer un très grand appetit vénérien, ce qui la fait nommer aussi *herbe aux chats*. J'emploie toute la plante, mais principalement les sommités.

3° Les MENTHES, *menthœ*, de la famille naturelle des labiées, présentent les caractères suivans : corolle un peu plus longue que le calice, à quatre lobes presqu'égaux, celui du milieu étant un peu plus large et souvent échancré, étamines écartées. On distingue deux principales variétés de menthe, savoir :

1° La menthe crépue, *mentha crispa*, dont les

fleurs sont en épis alongés, continus et terminaux, les feuilles dentées en scie et cotonneuses, surtout en dessous ; moins blanchâtres et plus crepues que celle de la menthe sauvage, ses bractées sont plus larges et presques lancéolées. La menthe crépue se distingue aussi de la *mentha rotundifolia*, en ce que dans cette dernière les étamines sont saillantes hors de la corolle ; tandis que dans celles dont il s'agit, elle s'y trouvent renfermées. Cette plante se rencontre dans les décombres un peu humides et près des murs. Elle est vivace.

Propriétés. La menthe crépue est douée d'une odeur et d'une saveur très prononcées, qui l'ont fait mettre, avec fondement, au nombre des remèdes excitans. J'emploie toute la plante.

2.ᵉ La menthe poivrée, *mentha piperata*, diffère de la précédente par les caractères suivans : ses pédicules sont toujours glabres, sa tige est haute de trois à six décimètres, droite, carrée, glabre et branchue ; ses feuilles sont lancéolées, arrondies à leur base, pétiolées, un peu étroites, glabres, pointues, à dentelure un peu éloignées ; fleurs petites et rougeâtres ; étamines plus courtes que la corolle, en épis très-grêles et pointus ; calice strié et glanduleux. Elle est originaire d'Angleterre ; mais on la cultive dans les jardins pour l'usage de la médecine.

Propriétés. Elle a la plus grande analogie avec la précédente, mais son action est beaucoup plus énergique ; sa saveur et son odeur plus prononcées.

4° L'ASPERGE, *asparagus officinalis*, de la famille naturelle des asparagées ; fleurs à périgone simple, pédonculées, d'un vert jaunâtre, disposées à l'origine des rameaux ; le plus souvent dioïques et portées sur un pédicule articulé dans son milieu ; la tige est droite, cylindrique, verte et rameuse, paniculée dans sa partie supérieure ; elle s'élève quelquefois à la hauteur d'un mètre ; ses feuilles sont linéaires, molles et disposées de deux à cinq par faisceaux, à la base desquels on trouve une stipule membraneuse, extrêmement petite ; la racine offre un axe cylindrique d'où partent des fibres radicales, rayonnantes. Elle est vivace. On la cultive dans tout les jardins où elle multiplie facilement par la division des racines.

Propriétés. La racine de cette plante est depuis long-temps classée avec les médicamens diurétiques ; plusieurs pharmacologistes l'ont aussi rangée parmi les substances qui augmentent la sécrétion de la semence (spermatopées). Les jeunes tiges et toutes les parties vertes de la plante jouissent éminemment de cette propriété ; dans quelques cas, j'ai obtenu de son emploi de très bons effets.

5° La CINÉRAIRE SIBÉRIENNE, *cineraria siberica*, de la famille naturelle des composées, de l'ordre des corymbifères ; fleurs radiées, dont les fleurons tubuleux sont hermaphrodites, les demi-fleurons femelles et fertiles ; les aigrettes sont simples et sessiles ; l'involucre est composé de plusieurs pétioles également disposé sur un seul rang ; les fleurs sont terminales et disposées en grappes, ou garnies de bractées, les graines sont couronnées par une aigrette rousse; sa tige est haute d'un mètre, simple, striée, très-glabre et un peu purpurine à sa base; feuilles pétiolées entièrement glabres; les feuilles radicales sont arrondies, échancrées en cœur à leur base et obtuses; les caulinaires ont un pétiole dilaté à la base, en forme de gaîne; elles sont pointues, dentées et un peu écartées. Cette plante est vivace. Elle croît dans les marais près des montagnes; elle fleurit au commencement de l'été. On la trouve dans les Pyrénées-orientales, etc.

Propriétés. Cette plante jouit d'une très grande vertu, comme spermatopée; j'emploie toute la plante excepté la racine.

6° La ROQUETTE, *brasica eruca*, de la famille naturelle des crucifères, de l'ordre des siliqueuses, fleurs à quatre pétales en croix, d'un jaune citrin pâle, marquées de veines violettes ou noirâtres; calice fermé et bosselé à la base; le disque de l'ovaire est chargé de quatre glandes, le stygmate est mousse; les siliques sont droites, appliquées le long de la tige, glabres, longues de deux centimètres, y compris la corne qui les termine, et qui fait presque la moitié de leur longueur; la tige s'élève à la hauteur de cinq décimètres; elle est velue et rameuse: ses feuilles sont longues, pétiolées, ailées, ou en lyre, avec un lobe terminal grand et obtus; elles sont tendres, vertes, lisses, et presques glabres. Cette plante est annuelle. Elle croît dans les champs et dans les lieux incultes de nos provinces méridionales ; on la cultive dans les jardins potagers.

Propriétés. La roquette est un puissant aphrodisiaque que les anciens consacraient à Vénus, ainsi qu'on le voit par ce vers de Martial :

Excitat ad Venerem tardos eruca maritos.

J'ai obtenu des effets très-marqués de l'emploi de cette plante dont je recommande les feuilles à l'époque de la floraison.

7° L'ERYNGIUM OU PANICANT DES CHAMPS, *eryngium campestre*, de la famille naturelle des ombellifères ; fleurs disposées en ombelles dont les pétales sont oblongs, recourbés sur eux-mêmes, les ombelles sont terminales, petites et très nombreuses ; le calice est à cinq parties, persistant ; le fruit est ovale, oblong, couronné par les dents du calice ; les folioles de l'involucre sont étroites, roides et épineuses ; la tige s'élève à la hauteur de trois décimètres ; elle est droite, cylindrique, striée, blanchâtre, garnie dans sa partie supérieure de rameaux très ouverts : ses feuilles sont dures, vertes, nerveuses ; épineuses, ailées et à folioles décurrentes, demi-pennées vers leur sommet. Cette plante est remarquable en ce qu'elle a le port d'un chardon, bien qu'ayant tous les caractères des ombellifères. Elle est vivace, on la rencontre sur le bord des chemins et dans les lieux incultes.

Propriétés. Nous n'employons de cette plante que la racine que l'on a classée parmi les diurétiques, les emménagogues et les aphrodisiaques ; elle est pivotante et présente le plus ordinairement à sa partie supérieure un amas de poils en forme de pinceau, formé par les débris des feuilles de l'année qui a précédé sa récolte ; elles sont remarquables surtout au printemps, avant que la plante n'ait fourni de nouvelles feuilles ; se sont ces fibres qui lui ont valu le nom d'Eryngium, ou Barbe-de-Chèvre.

9° La bénoite, *geum urbanum*, de famille naturelle des rosacées ; corolle à cinq pétales, de couleur jaune, fleurs pédonculées, terminales, ordinairement droites et petites ; pétales très ouverts ; calice à dix découpures, dont cinq alternes plus petites, le réceptacle des graines est oblong et velu ; les graines se terminent par des barbes longues ; elle sout rouges et presque entièrement glabres ; sa tige est haute de cinq décimètres, droite, feuillée, légèrement velue et rameuse dans sa partie supérieure ; ses feuilles radicales sont ailées, à pinules peu nombreuses, dont la terminale est très grande et dentée ; les caulinaires sont à trois folioles, simple et à trois lobes ; sa racine est longue, de la grosseur d'une forte plume, tronquée près du collet et arrondie ; elle est entourée d'un grand nombre de radicule d'une couleur rougeâtre, d'une saveur astringente et d'une odeur qui se rapproche de celle du girofle. Cette plante est vivace, elle croît dans les bois, les lieux couverts et les haies.

Propriété. Je n'emploie de cette plante que la racine, qui à une saveur amère et austère qu'elle communique à l'eau bouillante, au vin et à l'alcohol; la plupart des médecins naturalistes l'ont rangée parmi les toniques; mais elle semble surtout agir comme aphrodisiaque, en favorisant l'accumulation du sang vers les organes génitaux.

10° L'ACTÉE LONGUE OU A GRAPPES, *actœa racemosa*, de la famille naturelle des renonculacées; corolle à quatre pétales; calices à quatre folioles caduques; fleurs disposées en grappes; ovaire unique, sans stipule, muni d'un stygmate en tête, auquel succède une baie uni-loculaire, contenant plusieurs semences semi-orbiculaires, attachées à un seul placenta latéral. Cette plante est vivace, elle croît naturellement dans l'Amérique septentrionale; on la trouve dans la Virginie, le Canada, etc.

Propriétés. Je n'emploie de cette plante que la racine, sèche et à très petite dose; elle a une saveur âcre et une odeur fétide : employée avec circonspection, c'est un très puissant aphrodisiaque.

11° Le SALEP est une racine qui nous vient de la Turquie et de la Perse, et qui est fournie par plusieurs espèces d'orchis, tels que *l'orchys mascula* et *l'orchys morio*, de la famille naturelle des orchidées, dont les caractères sont les suivans : pérygone coupé en forme de gueule, à six divisions profondes; la division supérieure est veloutée de manière à présenter, avec les quatre autres supérieures, une espèce de casque; l'inférieure est abaissée et large; elle se prolonge, à la base, en éperon; le stygmate est convexe et placé en avant du style; l'anthère est à deux loges placées à son sommet; le pollen forme deux masses oblongues; le fruit est une capsule uni-loculaire à trois valves qui s'ouvrent par trois fentes longitudinales et renferment une grande quantité de semences. Dans les orchis qui nous fournissent le salep, les bulbes sont indivis; la lèvre du nectaire est quadrilobée; l'éperon est obtus, les pétales dorsaux réfléchis; les fleurs sont purpurines, disposées en épis. Ces plantes sont vivaces.

Le salep, tel qui nous vient de la Turquie et de la Perse, est en petites bulles ovoïdes, réunies, au moyen d'un fil qui les traverse en forme de chapelet; elles sont d'un gris jaunâtre, demi-transparentes; d'une cassure qui présente l'aspect de la corne; le salep à une odeur faible qui tient de celle du mélilot; sa saveur est mucilagineuse et un peu salée; il est formé d'une très grande quantité de matière amylacée, il se réduit très difficilement en poudre; c'est sous ce dernier état que l'on en fait usage le plus ordinairement.

Propriétés. Le salep donne une poudre qui est d'un blanc jaunâtre, et qui s'unit à l'eau avec facilité; ses molécules se gonflent dans ce liquide qui acquiert promptement une consistance gelatiniforme.

On doit ranger le salep parmi les remèdes analeptiques et aphrodisiaques; incorporé dans un grand nombre de préparations, c'est un excelent remède dont j'ai obtenu les plus heureux effets, **principalement dans les cas d'épuisement et de marasme.**

12° La RACINE DE JEAN-DE-LOPÉZ, *radix lopeziana*. On ne connaît pas le végétal qui fournit cette racine, dont le nom appartient à un voyageur Portugais qui, le premier, l'apporta en Europe ; l'arbre auquel elle appartient croît dans les Indes Orientales. Cette racine, dont la grosseur varie beaucoup, est sous la forme de bâtons, dont la longueur est quelquefois de huit pouces et le diamètre de deux pouces ; dans quelques cas, c'est un tronc ligneux dont le diamètre est de cinq à six pouces ; le bois en est d'un bleu jaunâtre, plus léger que l'eau et susceptible d'être poli. Cette racine à une saveur amère ; elle est inodore ; son écorce est brune, compacte, amère, et recouverte d'un épiderme jaune, spongieux, comme velouté. Cette racine est rare et fort chère, c'est un très bon aphrodisiaque que je fais entrer dans plusieurs de mes formules ; je la donne quelquefois en substance réduite en poudre, d'autres fois en infusion ou en décoction.

13° Le RHODIOLA, OU BOIS DE RHODES, *convolvulus scoparius*. Cette substance que plusieurs auteurs regardent comme une racine, parce qu'en effet elle en présente tous les caractères extérieurs, a été également désignée sous le nom de Bois-de-Roses, à cause de son odeur, le nom de Rhodes lui vient de ce qu'on le tirait autrefois de l'île de Rhodes, mais depuis longtemps elle vient des îles Canaries, où elle est fournie par un liseron arborescent de la famille naturelle des convolvulacées, elle est en morceaux ronceux, courbés, de la grosseur d'un à deux pouces, blanchâtres, d'un jaune rougeâtre à l'intérieur; elle a une odeur de rose qui se manifeste surtout lorsqu'on la râpe. Sa saveur est légèrement amère; elle s'enflamme quelquefois à l'approche d'une bougie allumée; on doit choisir la plus pesante et la plus foncée en couleur; on obtient de ce bois, par la distillation, une huile volatile, d'une odeur très forte, qui a quelque analogie avec celle de la rose.

Propriétés. Cette substance, que l'on a rangée dans la classe des médicamens toniques et excitans, est un assez bon anaphrodisiaque; je fais souvent usage de sa teinture alcoholique, de son huile essentielle; je l'emploie aussi en infusion aqueuse, vineuse, etc., etc.

14º Le GINSENG DU JAPON, *sium ninzi*, *panax quinquefolium*. L'histoire naturelle de la racine de ginseng est encore un sujet de controverse pour plusieurs naturalistes; quelques-uns attribuent le ginseng du Japon au *sium ninzi*, de la famille des ombellifères, d'autres pensent qu'elle appartient au *panax quinquefolium*, de la famille des aralies, très voisine de la précédente. Comme il n'est pas de mon objet d'entrer dans une telle discussion, je me contenterai d'indiquer ici les caractères qui distinguent cette racine; sa longueur est d'environ deux pouces; sa grosseur est le plus ordinairement celle du petit doigt : elle est un peu raboteuse, brillante et demi-transparente, souvent partagée en deux branches, quelquefois en un très grand nombre de rameaux, elle est fibreuse vers sa base, roussâtre en dehors, jaunâtre en dedans ; d'une saveur légèrement âcre, un peu amère et aromatique, d'une odeur particulière qui n'est pas désagréable ; le collet de la racine est formé de nœuds tortueux où sont imprimés obliquement, et dans un ordre alternatif, les vestiges de la tige unique que la plante produit chaque année. Cette racine nous vient de la Chine et du Japon où elle se vend fort cher, ce qui fait qu'elle est assez rare en Europe, surtout dans le commerce.

Propriétés. Sans admettre les merveilles racontées sur cette plante par les Chinois qui la décorent des titres pompeux de recette d'immortalité, d'esprit pur de terre, etc., il est certain qu'elle jouit, à un très haut degré, de propriétés aphrodisiaques ; nous l'avons surtout employée avec succès, soit en teinture, soit en infusion aqueuse et vineuse, dans les cas d'atonie musculaire, d'épuisement et de marasme. Aussi entre-t-elle comme principe essentiel dans les préparations qui ont pour objet de réveiller les organes génitaux flétris par des jouissances abusives ou prématurées.

15° Les TRUFFES, *tuber cibarium* (Bull.), *lycoperdon tuber* (Lin.), de la famille naturelle des champignons, sont des fongosités charnues, arrondies, souterraines, qui offrent, dans l'intérieur, des veines dirigées en différens sens. Elle sont presque entièrement dépourvues de racine ; elles diffèrent des *lycoperdon* (vesseloups) dans lesquels Linné les avait classées, en ce que leur intérieur ne se remplit pas de poussière.

Le *tuber cibarium* est de couleur noire ou grise, dépourvu de toute espèce de racines, sa surface extérieure présente des petites éminences presque prismatiques et comme verruqueuses, son parenchyme est ferme et ne change pas de forme par la dessication : on en distingue trois variétés, la truffe noire, la grise et la violette. La première est noire en dehors et noirâtre à l'intérieur, où elle est parsemée de lignes roussâtres disposées en réseau ; la deuxième, qui est d'abord blanchâtre, devient ensuite d'un brun cendré, la troisième est ordinairement d'un noir violet. La truffe se plaît dans les terrains légers et graveleux ; principalement dans les forêts plantées de chênes et de châtaigniers, elle est recouverte d'environ deux centimètres de terre ; son odeur est si pénétrante, que les chiens et les porcs la sentent de très loin ; c'est même avec ses animaux que les paysans reconnaissent les truffières, qui d'ailleurs sont ordinairement indiquées par un terrain fendillé à sa surface.

Propriétés. Les truffes sont pourvues d'une odeur et d'une saveur assez agréables pour être recherchées des gourmets ; prises comme alimens, elles ne tardent pas à exprimer leurs effets excitans sur l'appareil génital. Employées sous forme médicamenteuse, c'est un puissant aphrodisiaque qui paraît surtout convenir aux personnes douées d'un tempérament lymphatique.

16° Les ALLIACÉES, *alliaceæ*, de la famille naturelle des liliacées : fleurs terminales, ombellées, sortant d'un spathe à deux valves; pérygonne ouvert, à six divisions profondes, stygmate simple; fruits capsulaires à trois valves, trois angles et trois loges si profondément divisées, que le fruit semble quelquefois partagé en six loges ; les valves en se séparant laissent l'axe du fruit isolé au centre, et surmonté par le style persistant.

Propriétés. Les alliacées jouissent avec raison de la réputation d'être d'excellens aphrodisiaques. L'*allium sativum* semble surtout être éminemment doué de cette propriété, son odeur, qui pénètre tous les tissus et les humeurs de diverses sécrétions chez les personnes qui en font usage, paraît surtout porter une très forte excitation sur les organes génitaux des deux sexes, propriété que Martial a exprimée dans le distique suivant :

Qui præstare virum Cypriæ certamine nescit,
Manducet bulbos, et benè fortis erit.

17° Le PETIT CARDAMOME, *amomun cardamomum*.

18° Le GRAND CARDAMOME, *amomun grana paradisi*. Les deux plantes qui fournissent ces fruits, appartiennent à la famille naturelle des balisiers. La première se rencontre dans les Indes orientales, sur la côte de Malabar, dans l'île de Java; la seconde croît en Afrique : le fruit que fournit cette dernière est aussi connu sous le nom de maniguette, ou graine de paradis. Le fruit de *l'amomum cardamomum* a la forme d'une capsule membraneuse et papyracée, triangulaire, à trois loges et à trois valves, sillonnée sur toutes ses faces, et contenant dans chaque loge une dizaine de petites semences rougeâtres d'une configuration irrégulière, ayant quelque analogie avec celle de la cochenille. Ces semences ont une saveur piquante, et une odeur forte et aromatique.

Le grand cardamome, ou la maniguette, a la même forme que le précédent ; il est d'un gris brun et d'une saveur camphrée ; sa grosseur est plus considérable.

Propriétés. Ces deux fruits recèlent des propriétés excitantes qui se manifestent particulièrement sur l'appareil génital. Je les associe ordinairement à d'autres substances propres à en augmenter ou à en modérer l'effet, suivant la disposition particulière des sujets.

19° Semences d'AGNUS CASTUS, *vitex agnus castus.* L'arbrisseau qui fournit cette semence appartient à la famille naturelle des pyrénacées, voisines des labiées dont elle diffère par sa corolle irrégulière, tubuleuse, de couleur violette ou purpurine ; son calice est court et blanchâtre ; les étamines sont saillantes ; le fruit est un drupe mou contenant un osselet à quatre loges et à quatres graines. Cet arbrisseau, donc le tronc est droit et nu, s'élève à la hauteur d'un mètre et demi, et produit à son sommet beaucoup de rameaux faibles, plians et blanchâtres ; ses feuilles sont apposées, pétiolées, et imitent, en quelque façon, celles du chanvre ; les folioles qui les composent sont ordinairement au nombre de cinq, lancéolées, pointues, entières ou dentées, vertes en dessus, blanches et cotonneuses en dessous; les fleurs qui terminent les rameaux sont en épis verticillés. L'agnus castus croît naturellement dans les lieux humides des provinces méridionales, il est odorant dans toutes ses parties.

Les fruits, qui sont la seule partie de la plante dont on fait usage, sont ronds et du volume de ceux du poivre, de couleur noirâtre à la partie supérieure, revêtus inférieurement par le calice qui est persistant, à cinq dents inégales, d'un gris-cendré : ces petits fruits ont quatre loges dans leur intérieur, ils ont une odeur assez douce lorsqu'ils sont secs et entiers, mais lorsqu'ils sont divisés ils répandent une odeur très désagréable, que l'on a comparée à celle de staphysaîgre; ils ont une saveur âcre et aromatique.

Propriétés. Le nom sous lequel on désigne cette plante indique assez les propriétés que les anciens lui ont supposées. Naguère on préparait encore avec ses fruits un sirop propre à éteindre les feux de la concupiscence dans des maisons monastiques : toutefois il est difficile de concevoir qu'une substance aussi aromatique puisse avoir d'autres effets que ceux d'exciter les organes génitaux; l'expérience de quelques médecins modernes milite surtout en faveur de cette opinion. J'emploie les semences de cette dernière plante en infusion aqueuse, vineuse et alcoholique, et les fais entrer dans plusieurs de ses formules.

20° Semences de CACAO, *theobroma cacao.* L'arbre qui fournit les semences de cacao appartient à la famille naturelle des malvacées, et croît dans l'Amérique méridionale; le fruit dans lequel les semences sont contenues a la forme d'un concombre; il est rempli d'une bulbe blanchâtre, aigrelette, au milieu de laquelle se trouvent disséminées une centaine de semences d'une forme analogue à celle des amandes, mais dont l'intérieur est brun et se divise en lobes irréguliers séparés par de petites membranes blanches : on retire les semences après avoir cueilli le fruit et l'avoir laissé fermenter pendant quelque temps; on les fait ensuite sécher, et on les enfouit dans la terre pendant quelques semaines, pour leur faire perdre leur âcreté.

Le cacao le plus estimé est le caraque qui vient de la province de Nicaragua, dans la Nouvelle-Espagne, et de Caraque, ville et port du Pérou, sur l'Océan pacifique. On reconnaît le cacao caraque à la couleur terne et grisâtre de son épiderme qui adhère très peu à l'amande; couleur qui lui vient de ce qu'il est terré pendant quelque temps pour lui enlever l'excès de ses principes oléagineux ; il est aussi plus arrondi que celui des îles; il est d'un rouge violet à l'intérieur; sa saveur est douce et agréable ; il contient moins d'huile que le cacao des îles.

Propriétés. Le cacao en général, et le cacao caraque surtout, le seul que j'emploie, jouit de propriétés éminemment nutritives et estimulantes; il convient dans tous les cas d'atonie et de consomption, lorsqu'il s'agit de stimuler le jeu des organes, d'exciter l'action qui préside à la nutrition, et d'augmenter la sécrétion spermatique; j'emploie le cacao sous diverses forme, tantôt en poudre ou en pastille, tantôt associé au sucre et à la vanille, à l'état de chocolat; dans quelques cas aussi je l'unis au salep et à des substances aromatiques.

21° La VANILLE, fruit de *l'epidendrum vanilla*, de la famille naturelle des orchidées, se trouve au Pérou ou au mexique; on la trouve aussi aux îles de Cuba, à la Jamaïque et à Saint-Domingue; la plante qui la fournit a une racine qui pousse en terre; mais la tige est armée de petites radicules qui s'implantent dans l'écorce des arbres voisins, et qui servent autant à la nourir qu'à la soutenir, puisqu'elle peut continuer à végéter après avoir été séparée de terre.

L'épidendrum vanilla est cultivé au Mexique avec beaucoup de soin; on en distingue trois variétés qui produisent trois fruits différents : l'un plus gros et plus court, l'autre grêle et alongé; le troisième, qui est plus long que les deux autres, et qui est presque inodore. La vanille est une silique droite, légèrement comprimée, d'un rouge brun, ridée et sillonnée dans sa longueur, un peu renflée au milieu, rétrécie à ses deux extrémités, et recourbée à sa base; elle est flexible, grasse au toucher, souvent recouverte d'une efflorescence blanche, cristalline et aiguillée, qui la fait désigner alors sous le nom de vanille givrée. Elle doit cet état à l'acide benzoïque qui en exsude; elle contient à l'intérieur une pulpe molle, huileuse, noirâtre, dans laquelle est contenue une infinité de petites semences noires, rondes et luisantes. La vanille moyenne est la plus estimée lorsqu'elle possède d'ailleurs les qualités ci-dessus. La vanille contient une huile volatile et de l'acide benzoïque, d'où elle tire ses principes aromatiques; son odeur est des plus suaves et des plus persistantes ; sa saveur est exquise ; aussi fait-elle l'assaisonnement le plus recherché des mets sucrés, du chocolat, des liqueurs de table, etc.

Propriétés. La vanille est classée, à juste titre, parmi les médicamens excitans, prise en substance ou dans un véhicule convenable, même à faible dose, elle excite fortement la muqueuse gastrique dont l'action se communique sympathiquement et d'une manière presque soudaine au cerveau et à tous les organes qui sont sous sa dépendance. Prise à haute dose, cette substance porte dans le sang des principes qui exercent la même excitation sur tous les systèmes de la vie organique, et spécialement sur l'appareil génital, où elle détermine un plus grand afflux de sang; c'est ainsi qu'elle agit à la fois comme aphrodisiaque et comme emménagogue.

Je fais entrer cette substance dans beaucoup de préparations tant internes qu'externes; je l'administre aussi en substance, seule ou associée à d'autres médicamens, en infusion vineuse et alcoholique; dans quelques cas, je fais incorporer l'huile que l'on en obtient dans des pommades, linimens, etc.

22° Opium, suc extrait du *papaver somniferum*, de

la famille naturelle des papavéracées ; obtenu par l'expression ou la décoction de la plante ; on en forme des pains orbiculaires de quatre à seize onces, que l'on entoure de feuilles de pavots ou autres plantes narcotiques, et que l'on roule ensuite dans des semences de *rumex*.

On doit le choisir en morceaux secs et purs, se cassant sous le marteau, ayant une cassure nette, luisante et très brune, une odeur forte et vireuse, une saveur amère, nauséeuse, âcre et persistante, il doit être soluble dans l'eau en très grande proportion, se ramollir sous les doigts, et s'enflammer à l'approche d'une bougie allumée ; il est alors susceptible de donner un dixième d'extrait.

Propriétés. L'opium ne doit être employé comme aphrodisiaque que dans des cas extrêmement rares, et avec la plus grande discrétion ; car, bien que les Orientaux en fassent également usage pour s'exciter aux combats de Mars et de Vénus, il est néanmoins certain que son emploi prolongé finit constamment par déprimer et même par éteindre entièrement les facultés génératrices.

23º BAUME DE LA MECQUE, *balsamum meccanense*.

24º BAUME DE TOLU, *balsamun tolutanum*.

25º BAUME DU PÉROU, *balsamun peruvianum*.

26º BAUME DE BENJOIN, *balsamum benzoë*.

Nous comprendrons dans un seul article, tout ce que nous avons à dire sur ces quatre baumes, dont le mode d'action physiologique offre la plus grande analogie.

1º Le baume de la Mecque, plus justement nommé térébenthine de la Mecque, est fourni par *l'amiris oppobalsamum*, de la famille des térébinthacées, qui croît naturellement dans l'Arabie heureuse, et que l'on cultive dans l'Egypte et la Judée. On obtient cette térébenthine, ou résine liquide, soit par des incisions faites au tronc et aux branches, soit en faisant bouillir les rameaux et les feuilles dans l'eau : celui que l'on obtient par incision est le plus beau ; on ne le rencontre que très rarement en Europe. Celui qu'on y trouve le plus communément présente les caractères suivans : il est liquide, d'une odeur particulière très agréable, blanchâtre et trouble lorsqu'il est récent, mais il jaunit et prend de la transparence en vieillissant, il acquiert en même temps une consistance plus ou moins épaisse, et finit même par devenir solide.

2º Le baume de Tolu s'obtient du *balsamun toluifera*, de la famille naturelle des térébinthacées, arbre qui croît dans l'Amérique méridionale, que l'on cultive abondamment aux environs de Tolu, non loin de Carthagène. Ce baume découle du tronc de l'arbre, par des incisions que l'on a soin d'y pratiquer. Il est ordinairement solide, sec et cassant à froid, en élevant la température, il coule très facilement, et ne forme qu'une seule masse comme le fait la poix. Sa couleur est d'un jaune clair ou roux, ou demi-transparente ; son odeur est extrêmement suave, et a quelque analogie avec celle du citron, sa saveur est douce et agréable, il se ramollit sous la dent et y devient ductile ; projeté sur le charbon, il s'y fond, brûle en répandant une fumée blanche, aromatique et très agréable, il est entièrement soluble dans l'alcohol, dans l'éther, l'eau lui enlève une très grande quantité d'acide benzoïque, à la seule température du bain-marie.

Dans le commerce, le baume de Tolu est ordinairement contenu dans de grandes bouteilles de terre que l'on nomme *potiches* ; on l'apporte aussi, mais plus rarement, dans de petites calebasses ; dans ce dernier cas il est plus mou, plus pur et plus suave ; c'est alors qu'on le donne pour du baume du Pérou sec.

3º Le baume du Pérou est fourni par le *myroxilon peruiferum* de Linné, ou par le *myrospermum peruiferum* de Lamarck et Jussieu, que l'on a reconnu depuis peu être absolument identiques. C'est un grand arbre qui appartient à la famille naturelle des légumineuses, qui croît au Pérou, au Brésil, et dans d'autres parties de l'Amérique méridionale. On distingue dans le commerce trois variétés du baume du Pérou ; 1º le blanc, 2º le roux, 3º le noir. Le premier est liquide et presque transparent ; il s'obtient par des incisions pratiquées au tronc de l'arbre. Le second, qui est solide, est recueilli de la même manière que le précédent. Ces deux espèces sont extrêmement rares dans le commerce européen ; elles sont ordinairement renfermées dans des fruits de calebasses ; ce sont les plus estimées à cause de leur pureté et de la suavité de leur odeur. Le troisième est celui que l'on trouve le plus communément dans le commerce ; il est liquide, d'une consistance sirupeuse, d'une couleur brune-rougeâtre très foncée, d'une odeur forte et très agréable ; sa saveur est âcre, amère et désagréable, ce qui la distingue du baume de Tolu : il est entièrement soluble dans l'alcohol, il brûle sur les charbons ardens en répandant une fumée épaisse ; il cède une grande partie de son acide benzoïque à l'eau bouillante. Lorsqu'il séjourne pendant long-temps dans un vase, il dépose sur ses parois de petits cristaux blanchâtres qui sont formés d'acide benzoïque.

4º Le benjoin est un baume solide fourni par le *styrax benjoin*, de la famille naturelle des ébénacées. Cet arbre croît dans la partie méridionale de l'île de Sumatra. On le trouve égalememt à Java et dans le royaume de Siam ; c'est par des incisions pratiquées au tronc de l'arbre que s'écoule le benjoin ; il est d'abord liquide et blanchâtre, mais il ne tarde pas à se colorer et à se solidifier par le contact de l'air ; on prétend que chaque arbre peut en fournir environ trois livres, et que les incisions peuvent être continuées pendant dix à douze années consécutives.

On trouve dans le commerce deux sortes de benjoin, le benjoin *amygdaloïde* et le benjoin *en sortes*. Le premier, qui est le plus pur et le plus estimé, est ainsi nommé parce qu'il offre des larmes ovoïdes, blanchâtres, ayant quelque ressemblance avec des amandes agglomérées dans une pâte brune et rougeâtre; le second, moins pur, ne présente qu'une teinte presqu'uniformément brunâtre. Ce baume a une odeur très agréable, ayant quelque rapport avec celle du baume du Pérou; sa saveur est aromatique, un peu acidule et légérement âcre : sa cassure est nette, luisante, et comme vitreuse; il est friable; il craque sous la dent lorsqu'on la mâche; jeté sur des charbons ardens, il se fond et brûle en laissant dégager une fumée blanche, épaisse, qui a une odeur très forte et qui irrite la gorge. Cette fumée reçue et condensée dans des vases froids, forme des cristaux blancs d'acide benzoïque. Le benjoin est soluble dans l'alcohol et dans l'éther; l'eau précipite alors sa dissolution; c'est par ce moyen que l'on prépare le lait virginal, préparation cosmétique qui rend la peau plus souple et plus lisse.

Propriétés. Les quatres baumes que nous venons de décrire jouissent de propriétés très excitantes. Appliqués sur les parties vivantes, ils les stimulent, développent en eux un surcroît de vitalité, et accélèrent leur mouvement. En nous bornant ici à étudier leurs effets sur l'appareil génital, nous observons qu'ils en modifient d'une manière sensible les propriétés vitales. Administrés à l'intérieur ou appliqués à l'extérieur, ils stimulent les surfaces avec lesquelles ils sont mis en contact, et impriment sympatiquement à l'appareil génital une excitation plus ou moins forte. On observe toutefois que leur action est d'autant plus marquée, quelle s'exerce directement sur les organes génitaux ou sur des parties qui ont avec eux des liaisons sympathiques plus étroites. C'est ainsi que dans certains cas d'anaphrodisie, j'ai employé avec un succès extraordinaire des préparations emplastiques uniquement composées de ces quatres baumes, ou unies à d'autres substances, dont je fais recouvrir la région lombaires.

2° Règne animal.

27° La CANTHARIDE, *cantharis vesicatoria* de Géoffroi ; *lytta vesicatoria* de Fabricius ; *meloë vesicatorius* de Linnée, est un insecte de la famille naturelle des coléoptères, ayant six pieds et quatre ailes, dont les deux supérieures sont nommés élytres, et servent d'étui aux deux inférieures. Sa longueur est de six à dix lignes, et sa largeur de deux à trois au plus ; il est d'un vert-doré, luisant, avec des antennes noires ; on le trouve pendant les mois de juin et juillet, sur le frêne, le lilas, le troëne, etc., où son odeur forte, vireuse et désagréable, indique sa présence. Cet insecte habite une grande partie de l'Europe ; mais on le trouve plus communément dans les contrées du Midi, quand on le récolte, on le fait périr en l'exposant à la vapeur du vinaigre, et on le soumet ensuite à la dessiccation.

Propriétés. Les cantharides ont une saveur âcre et caustique, une odeur vireuse, désagréable et très pénétrante, la poudre de ces insectes appliquée sur la peau et sur les surfaces muqueuses, y détermine promptement une phlogose très marquée, prise intérieurement et à forte dose, elle exerce la même action que les poisons irritans, et en détermine tous les accidens, tels que, douleur vive à l'épigastre, soif interne, nausées, vomissemens, coliques atroces, déjections sanguinolentes, hématurie, accompagnée chez l'homme, de priapisme opiniâtre et douloureux, etc. La mort a été quelquefois la suite de l'ingestion de cette substance. Ambroise Paré a rapporté l'exemple d'un abbé qui, pour se montrer vigoureux champion de Vénus, prit une forte dose de poudre de cantharides qui fut suivie d'accidens mortels.

Malgré le danger que peut entraîner l'emploi de cette substance, plusieurs médecins n'ont pas craint de la prescrire à l'intérieur dans le but d'exciter les organes urinaires, dans le cas d'hydropisie et d'atonie de la vessie, ou de réveiller l'action des organes génitaux en cas d'impuissance. Mais les accidens qui peuvent accompagner ou suivre son administration, doivent dicter la plus grande réserve dans son emploi; j'avoue même avoir donné constamment la préférence aux préparations de cantharides destinées à l'usage extérieur, en ce qu'elles peuvent atteindre le même but sans présenter les mêmes inconvéniens.

28° Le CASTORÉUM, *castoreum*, est le produit d'une sécrétion particulière fournie par le *castor fiber* (Linnée), de la classe des mammifères, de l'ordre des rongeurs, qui habite la Sibérie et le Canada.

On en trouve aussi en France, en Prusse, en Pologne, en Allemagne, connus sous le nom de *bicores*; mais ils vivent solitaires, et n'ont aucune des qualités industrielles que l'on remarque dans ceux qui vivent en société. Le castoréum est secrété dans deux poches pyriformes, glanduleuses, situées au dessous de la peau de l'abdomen, près du prépuce, et que l'on a mal-à-propos confondues avec les testicules de l'animal. L'humeur qu'elles contiennent est liquide, de couleur jaunâtre, de consistance sirupeuse. On la trouve dans le commerce, renfermée dans les poches où elle a été sécrétée, et qui sont réunies à la manière d'une besace, fortement ridée ou aplaties, et dont l'une est constamment plus volumineuse que l'autre; le lien qui les unit paraît être leur conduit excréteur. Séparé de l'animal qui le fournit, le castoréum est solide, a une saveur âcre et amère, une odeur forte et même fétide, une couleur noirâtre à l'extérieur, jaunâtre ou fauve à l'intérieur; sa cassure est résineuse, et entremêlée de membranes blanchâtres. Lorsqu'il est récent, il conserve un certain degré de mollesse, et est alors plus odorant et plus sapide; mais il ne faut pas confondre cette mollesse avec celle qui résulte de l'action de l'humidité à laquelle est exposé le castoréum, et qui lui donne ordinairement un commencement de putréfaction; c'est pour éviter toute erreur à cet égard, que je conseille de prendre le castoréum le plus sec et le plus odorant.

Propriétés. Le castoréum jouit à-la-fois de propriétés excitantes et anti-anaphrodisiaques; administré en substances, en teinture éthérée, alcoholique, etc , il convient particulièrement aux personnes délicates et nerveuses.

29° L'AMBRE GRIS, *ambra cinérea.*
30° La CIVETTE, *zibethum.*
31° Le MUSC, *moschus.*

Ces trois substances étant douées d'un même mode d'action, leur description nous a paru devoir rentrer dans un seul et même article.

1° L'ambre gris est une substance particulière que quelques naturalistes considèrent comme une matière excrémentitielle du cachalot, *physeter macrocephalus*, de la classe des mammifères, de l'ordre des cétacés, habitant les mers qui avoisinent les pôles; elle ne se forme que dans le cas de maladies, et doit être considérée comme une sorte de bézoard. On le trouve flottant sur les eaux de la mer, aux environs de Madagascar, du Coromandel, des îles Moluques et du Japon. Cette matière paraît avoir été liquide dans sa première formation, car on trouve souvent dans son intérieur des arêtes de poisson, des becs de sèche, et d'autres animaux marins. L'ambre gris est en masse irrégulières, arrondies, et formées par couches du poids d'une livre au plus : on en a rencontré quelquefois d'un volume beaucoup plus considérable. Cette matière est solide, plus légère que l'eau, d'une cassure squammeuse, se ramollissant et se fondant comme de la cire à l'aide de la chaleur; de couleur grise, tachetée de jaune et de noir, d'une odeur douce, très suave et très expansible, d'une saveur presque nulle, soluble en grande partie dans l'alcohol. Cette substance est rare et fort chère.

2º La civette est une matière fournie par deux animaux de la classe des mammifères, et de l'ordre des digitigrades nommés *viverra civetta et viverra zibetta;* elle est sécrétée par des glandes et déposée dans une poche membraneuse située entre l'anus et les parties de la génération. Les animaux qui la fournissent, se trouvent dans les contrées les plus chaudes de l'Afrique et de l'Asie où on les élève avec soin ; c'est surtout dans l'Abyssinie qu'on en élève un plus grand nombre, puisque, d'après le rapport des voyageurs, il y a des marchands qui en ont jusqu'à trois cents ; on recueille dans des vases hermétiquement fermés la civette que l'on a extraite au moyen d'une cuiller que l'on introduit dans la poche chargée de recevoir le produit de cette sécrétion.

La civette est une matière demi-fluide, onctueuse, blanchâtre, devenant brune et épaisse à l'air, d'une odeur très forte et désagréable ; sa composition a quelque analogie avec celle du castoréum.

3º Le musc est fourni par le *moschus moschiferus*, de la classe des mammifères, de l'ordre des ruminans. Il est contenu dans une poche située entre le nombril et les parties de la génération, en devant du prépuce ; le musc a beaucoup d'odeur dans les animaux qui habitent le Thibet et la Chine ; il en a infiniment moins dans ceux qui vivent dans les contrées septentrionales ; la poche destinée à recevoir le produit de cette sécrétion, ne se remplit qu'à l'âge adulte, et l'on remarque même que c'est à l'époque du rut que cette sécrétion a lieu et que ses qualités sont plus prononcées.

Le musc a une consistance demi-fluide dans l'animal vivant ; mais lorsqu'il en est séparé il devient presque solide, grumeleux, onctueux au toucher, d'un brun noirâtre comme du sang coagulé et desséché ; il a une saveur amère, aromatique, une odeur forte qui lui est particulière, très expansible et tenace, difficile à supporter lorsqu'elle est concentrée, mais devenant assez agréable lorsqu'elle est affaiblie.

Il existe dans le commerce deux sortes de musc ; celui de *Tunquin*, renfermé dans des poches dont le poil est fauve, et celui du Bengale ou plutôt du Thibet, plus connu encore sous le nom de musc *Kabardin*, dont le poil est blanchâtre et comme argenté ; ce dernier est sec, moins odorant, son odeur se rapproche de celle des plantes aromatiques, il est moins estimé que le précédent.

Propriétés. Les trois substances dont il s'agit sont douées de propriétés excitantes très remarquables ; leur odeur forte pénétrante, et extrêmement diffusible, les rend surtout propres à agir d'une manière spéciale sur le cerveau, et à développer dans tout l'organisme des phénomènes de réaction qui se manifestent particulièrement sur l'appareil génital ; c'est pour atteindre ce dernier but que je les ai employées avec un égal succès, soit à l'intérieur (poudres, potion, pilules), soit à l'extérieur (linimens, pommades), etc., pour combattre la stérilité qui paraît être le fruit d'un état asthénique des organes sexuels.

Bien qu'il existe encore un très grand nombre de substances capables d'augmenter les propriétés vitales de l'appareil sexuel, nous avons cru devoir nous borner à l'examen de celles dont les effets nous ont paru plus appréciables. Nous aurions pu parler de quelques autres qui appartiennent au règne minéral et qui ont été plus ou moins vantées comme propres à atteindre le même but, tels que le borax, le phosphore, la pierre d'aigle, etc. Mais outre que ces substances n'agissent qu'en raison de leurs propriétés excitantes, elles ne sont pas moins infidèles dans leur résultat que dangereuses dans leur administration.

DES DIVERSES PRÉPARATIONS EMPLOYÉES EXTÉRIEUREMENT POUR COMBATTRE LA STÉRILITÉ.

Bain atérasique.

℞ Teinture de benjoin. . . . . ℥ x.
— de ginseng du Japon. . . . . . . ℥ iv.
— de cinéraire sibérienne. . . . . ℥ ij.
Ambre gris. ʒ s.
Huile essentielle de roses. . . . . Ɵ j.

      Mêlez.

Usage. On verse la liqueur dans le bain quelques minutes avant d'y entrer, en ne mettant d'abord que moitié de la dose dans les quatre à cinq premiers bains, que l'on a soin de prendre à la température de 26 à 30 degrés de Réamur.

Autre bain.

℞ Teinture de genièvre........ ⎱ aa ℥ iij.
— de *calamus aromaticus*.... ⎰
— de menthe poivrée............ ℥ ij.
— de noix muscade............. ℥ jẞ.
— de ginseng................... ℥ iv.
Esprit de romarin.............. ʒ ij.

Ceintures astérasiques.

Baume du Pérou.
Baume de Gilead............... aa ℥ iv.

Mettez ces deux baumes dans une cornue de verre, adaptez une alonge, puis un balon pour servir de récipient, faites distiller à un feu très doux, jusqu'à ce que vous ayez obtenu, en huile essentielle, un trente-deuzième du poids des deux baumes, ou deux gros du mélange ci-dessus : mettez à part ce premier produit de la distillation, et continuez toujours de distiller jusqu'à ce qu'il ne reste dans la cornue qu'une matière résineuse vitrifiable. Mettez encore à part ce second produit de la distillation, que vous enfermerez dans des flacons bien bouchés pour l'employer dans d'autres opérations dont je fais usage, et en particulier pour les pommades astérasiques.

Sur quatre onces de résidu vitrifiable, ajoutez, après l'avoir fait ramollir à un feu doux, deux gros d'huile essentielle composée avec partie égales.

> D'essence de bois de Rhodes.
> D'essence premier produit de la distillation des deux baumes.
> D'essence pure de néroli.
> D'essence de bergamotte.
> D'essence de vanille.

Faites liquéfier ce mélange emplastique à une douce température, pour l'étendre ensuite à la manière des sparadraps ; il faut pour cela se servir d'une toile à fil plat, que l'on a eu soin d'enduire, sur la surface où l'on doit étendre le résidu balzamique, de deux couches gélatineuses préparées avec la gélatine la plus blanche ; il faut ensuite couvrir la surface opposée avec du taffetas ou du satin, tant pour empêcher la matière emplastique, lorsqu'elle est appliquée à la surface du corps, de traverser les mailles de la toile et de s'attacher aux vêtemens, que pour concentrer davantage son action sur la partie où elle est appliquée.

Ces ceintures doivent avoir environ quinze pouces de longueur, quelquefois plus, quelquefois moins, sur cinq environ de largeur.

Quand elles sont préparées, on les roule en couvrant le côté emplastique d'un papier de soie légèrement graissé avec l'huile douce de Behen, pour empêcher les surfaces d'adhérer entr'elles ; on les enferme ensuite dans un étui pour conserver les substances odorantes et prévenir l'altération des emplâtres.

Pour augmenter l'action de ces ceintures, j'augmente la proportion des substances aromatiques ; quelquefois j'en ajoute d'autres, telles que le musc, la canelle, l'ambre gris, etc.

Ces ceintures sont destinées à être appliquées sur la région lombaire, immédiatement au dessus de l'insertion des muscles fessiers ou de la crête des os des îles.

Premier liniment anti-anaphrodisiaque.

♃ Baume vert de Metz............. ℨ j.
  Huile de cantharides............. ℨ s.
  — d'œufs...................... } aa ℨ ij.
  — de rhodiola................ }
  Essence de neroli............. } aa ℨ j.
  — de bergamote............. }
  Musc........................ } aa g. iv.
  Ambre gris.................. }
  M. F. S. A. un liniment.

Deuxième liniment anti-anaphrodisiaque.

Huile de menthe des jardins............
  — de ginseng du Japon............. aa ℨ ij.
  — de grand et de petit cardamome.. aa ℨ ß.
Teinture de racine d'actée à grappes.... ℨ j.

Essence de vanille.
— de canelle de Ceylan.
— de rhodiola.
— de sauge.
— de lavande.................... aa ʒ j.
 Mêlez, selon l'art, pour un liniment.

Troisième liniment anti-anaphrodisiaque.

Baume anodin de Batès.
 — Oppodeldoch.............. aa ℥ ijß.
Huile essentielle de macis.
 — de menthe anglaise,
 — de vanille.
 — de rhodiola..................... aa ʒ ij.
 Préparez, selon l'art, un liniment.

Teinture de benjoin composée.

Alcohol de Montpellier............. ℥ xv.
Eau distillée..................... ℥ vj.
Baume du Pérou, liquide........... ℥ j.
— de Tolu....................... ℥ iv.

Soumettez à la distillation au bain-marie, après avoir laissé macérer pendant huit jours jusqu'à ce que vous ayez obtenu quatorze onces de produit alcoholique, faites ensuite digérer pendant un mois, dans le produit de la distillation,

Benjoin amigdaloïde.............. ℥ iv.

que vous aurez préalablement réduit en poudre impalpable ; filtrez ensuite au papier Joseph.

POMMADES ASTÉRASIQUES.

Première pommade.

Onguent rosat.
Extrait sec de kina.................. aa ʒiij.
Extrait de ginseng du Japon.
Extrait de semences du grand cardamome. aa ʒij.
Second produit de la distillation du mélange
    pour les ceintures............... ʒß.
Essence de marjolaine.
    — du baume de la Mecque......... aa gout. xij.

Opérez selon l'art, de manière à obtenir une pommade parfaitement homogène.

Deuxième pommade.

Extrait de vanille.
    — de ginseng.
    — de cinéraire sibérienne.......... aa ʒij.
Huile de palme.
Onguent rosat..................... aa ʒiijß.
Second produit de la distillation des
    baumes pour ceintures.......... Ɔj.
Essence de néroli pure.
    — de rhodiola.................... aa gout. xij.
Civette........................... g. ij.

Opérer comme ci-dessus pour obtenir le même résultat.

DES DIVERSES PRÉPARATIONS EMPLOYÉES INTÉRIEUREMENT POUR COMBATTRE LA STÉRILITÉ.

Essence Royale.

Ambre gris...................... gr. 48.

Musc.................................... gr. ℈.
Civette.................................. gr. x.
Huile distillée de canelle............. gr. xviij.
— de bois de Rhodes............. gr. vj.
— de roses.......................
— de fleurs d'oranger........... aa gtt. vj.
Alcohol à 36 degrés................ ℥ iij.
Carbonate de potasse............. gr. vij.

On triture ensemble, l'ambre, le musc, la civette et le carbonate de potasse. On place ce mélange dans un flacon avec l'alcohol qui a servi à laver le mortier, on y ajoute les huiles volatiles et on fait digérer pendant quinze jours, ou mieux on laisse l'alcohol sur son marc. On décante et on filtre; on le prend par gouttes, dans un véhicule. On s'en sert aussi pour lotion.

Essence Orientale.

Canelle fine................ ℥ iij.
Grand cardamome.......... ℥ ij.
Galanga.................... ℥ iß.
Girofles.................... ʒiv.
Gingembre................ ʒiij.
Poivre long............... ʒiij.
Muscades................. ʒij.
Musc....................... ℈j.
Ambre gris................ gr. xx.
Alcohol à 36 degrés........ ℔ij.

Pulvérisez grossièrement toutes les substances, à l'exception de l'ambre et du musc, que vous triturerez séparément dans l'alcohol, mettez le tout dans un matras et faites digérer pendant quinze jours. Passez et filtrez ; même usage que le précédent.

Sirop anti-anaphrodisiaque destiné principalement à l'usage des hommes.

Racine de ginseng du Japon............	℥ iij.
Cinéraire sibérienne................	℥ j.
Gousses de vanille................	℔ j.
Semences de petit cardamome.	
— de grand cardamome........ aa	℥ ij.
Racine de Jean de Lopez.............	℥ ß.
Semences de cacao................	℥ vj.
Sucre blanc.....................	℔ ij.
Musc.	
Civette........................ aa	Q. S.
Ambre gris....................	℥ ß.

Sirop anti-anaphrodisiaque principalement consacré à l'usage des femmes.

Racine de ginseng du Japon............	℥ j.
— de Jean de Lopez...............	℥ ij.
— de salep de Perse..............	℥ ß.
Bois de rhodiola..................	℥ j.
Truffe noire.....................	℥ ij.
Feuilles de cataire................	℥ j.
Gousses de vanille................	℥ iv.
Semences de petit cardamome.	
— de grand cardamome.......... aa	℥ j.
Sucre blanc.....................	℔ ij.
Musc, civette....................	Q. S.
Ambre gris.....................	℈ j.

Faites macérer toutes ces substances dans le vin pendant quinze jours. Filtrez ensuite avec le plus grand soin, réunissez à la colature le produit alcoholique de la distillation, et mettez en bouteille, que vous fermerez avec le plus grand soin.

On doit préparer ces deux sirops de manière qu'ils retiennent la totalité des principes extractifs et volatils. Malgré toutes les difficultés qu'offre leur confection à cause de la nature même des substances qui entrent dans leur composition, M. Regnault a su trouver un procédé qui donne les résultats les plus satisfaisans.

Il n'est pas inutile d'avertir ici que ces deux préparations sont susceptibles de subir quelques modifications en raison de diverses circonstances individuelles, soit physiologiques, soit pathologiques. C'est ainsi que j'ai souvent cru nécessaire de ne pas y faire entrer le musc et la civette dont l'action ne me paraît nullement indifférente, même dans beaucoup de cas qui semblaient s'offrir avec quelque apparence d'identité.

Pastilles astérasiques.

♃ Cacao caraque................ ℥ iv.
Racine de ginseng du Japon..... ℥ iv.
Gousses de vanille givrée...... ℥ ix
Canelle de Ceylan............. ℥ ij.
Racine d'actée à grappes...... ℥ j.
Sucre crystallisé............. ℔ j.

Musc .... ℈j.
Ambre gris. .... ʒ ß.
Gomme adragante............. Q. S.

F. S. L. une masse que vous diviserez en mille pastilles que vous ferez sécher pour l'usage.

Vin tonique astérasique.

Racine de zédoaire................ ʒ ij.
Semences d'*agnus castus*.......... ʒ vj.
Écorces de cascarille............. ʒ j.
Baume d'*acorus calamus* .... ʒ vj.
Alcohol rectifié.................. ℥ viij.
Eau pure .... ℔ j.

Faites macérer pendant quinze jours, et soumettez à la distillation au bain-marie pour obtenir huit onces de produit distillé ; d'autre part :

℞ Racine de scille sèche............ ʒ vj.
— de rhubarbe de Moscovie.. ℥ j.
— de ginseng du Japon....... ℥ jß.
Écorces de canelle de Ceylan..... ℥ iij.
Feuilles de cinéraire sibérienne... ℥ ij.
Carbonate de potasse.
Sel fixe d'absynthe........... aa ℥ j, ʒ j.
Bon vin de Chablis, de trois ans... ℔ xij.

Faites macérer ces substances dans le vin pendant quinze jours ; filtrez ensuite avec soin, joignez à la colature le produit alcoholique de la distillation et mettez en bouteille, que vous boucherez bien exactement.

Marmelade anti-anaphrodisiaque.

♃ Beurre de cacao............... ℥ jß.
Manne choisie .... ℥ j.
Gomme arabique en poudre.
Extrait anti-anaphodisiaque... aa ʒ iv.
— mou de quinquina........... ʒ ij.
— de safran................. ʒ ß.
Laudanum liquide de Sydenham... gr. xij.
Eau de fleurs d'oranger............ ℥ ß.
Sirop balsamique de baume de Tolu. Q. S.
M. F. S. A. une marmelade.

A prendre une cuillerée à bouche, matin et soir, que l'on pourra augmenter graduellement jusqu'à six cuillerées à bouche, prises dans la journée, deux ou trois heures avant ou après chaque repas.

Cachundé, pastilles indiennes.

♃ Poudre de bois d'aloës.......... ʒ ij. gr. xxviij.
— de santal rouge........... ʒ ix. gr. vj.
— de santal jaune........... Ə ij.
Poudre de galanga.
— de *calamus aromaticus*.... aa gr. xxxij.
— de rhubarbe............. Ə j.
— d'absynthe............... ʒ ß.
— Canelle................. ʒ iv.
— macis.................. ʒ ij.
Alcohol........................ ℥ vj.

Faites selon l'art une teinture composée que vous filtrerez et ferez évaporer en consistance de sirop : incorporez-y ensuite les poudres suivantes.

Succin porphyrisé.............. ℨ iij. gr. x.
Musc et ambre.............. aa ℈ j.
Carbonate de magnésie.......... ℨ iv. gr. 52.
Essence de roses.............. ℨ ß.
Sucre vanillé................ ℥ ij.
Sucre en poudre.............. ℔ j.
Mucil. de gomme adragante....... Q. S.
F. S. L. des pastilles du poids de cinq grains.

A prendre six par jour; deux le matin à jeun, deux, deux heures avant dîner, et deux avant le coucher. On pourra graduellement en augmenter le nombre jusqu'à douze par jour.

Pastilles modifiées.

℞ Poudre de ginseng.
Vanille................ aa ℥ ß.
Macis.
Muscades.
Girofle................ aa ℨ ij ß.
Sucre blanc.............. ℔ j.
Essence de canelle.............. gtt. xij.
— d'ambre................ gtt. viij.
Mucil. de gomme adragante........ Q. S.
F. S. L. des pastilles à six grains chaque, à prendre de huit à dix par jour.

Wakaka des Indes.

℞ Cacao mondé.................. ℥ ß.
Sucre........................ ℥ iv.
Sucre de vanille................ ℥ ß.

Canelle en poudre fine............ ℥ ß.
Roucou, sec..................... ℈ j.
Mêlez, F. S. L. une poudre.

A prendre une cuillerée à café dans une tasse de thé, dans de la crême, ou un peu d'eau ; le soir avant le coucher.

Poudre impériale.

Poudre de canelle................ ʒ viij.
— de gingembre .... ʒ vij.
— de girofle.................. ʒ j.
— de petit galanga.
— de muscade .... aa ʒ j ß.
Musc............................... gr. vj.
Sucre en poudre................. ℥ viij.
M. F. L., à prendre comme la précédente.

Préparation phosphorique.

Phosphore....................... gr. xij.
Essence de romarin.............. ℥ j.

Placez sur la lumière d'une bougie dans un flacon de pharmacie jusqu'à parfaite dissolution du phosphore ; ajoutez, pendant que la dissolution est chaude, une once d'huile d'amandes douces.

Pour frictionner les partie sexuelles.

N. B. Les extraits, pilules et teintures astérasiques se composent avec les substances que nous avons indiquées précédemment, et se modifient toutefois suivant les diverses circonstances individuelles.

Je termine ici l'exposition des formules propres à combattre l'anaphrodisie parce que ce sont elles dont je fais un plus fréquent usage dans ma pratique ; je n'ai pas cru devoir indiquer les différentes modifications dont elles sont susceptibles, parce qu'elles ne sont pas moins variées que les conditions physiologiques dans lesquelles peuvent se trouver les sujets anaphrodites.

FIN.

TABLE DES MATIÈRES.

Avertissement.......................... *Page* 5
Introduction........................... 7

CHAPITRE PREMIER.

Histoire anatomique et physiologique des Organes génitaux considérés dans les deux sexes................ 15

Organes génitaux de l'homme.

§ Ier. Organes de conjonction.

Pénis et ses dépendances..................... 17

§ II. Organes de sécrétion.

Testicules.............................. 19
Canal déférent........................... 20

§ III. Organes d'émission.

Conduits éjaculateurs...................... 22
Vérumontanum........................... *Ibid.*
Urètre.................................. *Ibid.*
Muscles éjaculateurs....................... *Ibid.*

§ IV. Organes de conservation.

Vésicules séminales........................ 24
Conduits éjaculateurs...................... 26

Organes génitaux de la femme.

§ Ier. *Organes de conjonction.*

Vagin.. 27

§ II. *Organes de sécrétion.*

Ovaires.. 28
Trompes... 29

§ III. *Organes de conservation.*

Matrice.. 31
DE LA GÉNÉRATION................................. 33

De la liqueur séminale........................... 39
Des fonctions copulatrices...................... 43
Fonctions organiques de la reproduction..... 47

CHAPITRE II.

De l'Étiologie et de la Thérapeutique de la Stérilité.. 48

Première section.

De la Stérilité de l'homme.

Article Ier. Maladies de l'appareil génital, considérées dans l'homme comme cause de stérilité........ 49

§ Ier. *Maladies des Organes de conjonction.*

1° Absence du pénis............................... 49
2° Excès de diminution du pénis................ 51
3° Petite diminution du pénis.................... Ibid.
4° Vices de direction du pénis.................. 52

5° Bifurcation ou duplicité du pénis.............. 53
6° Imperforation du prépuce et du gland. 54
7° De l'hypospadias............................ 55
8° De l'épispadias............................. 72
9° Phymosis.................................. 78
10° Paraphymosis............................. Ibid.
11° Satyriasis................................. 79
12° Anaphrodisie.............................. 80
13° Massage et malaxation...................... 101
14° De l'influence du cervelet sur les fonctions de la génération............................. 110

§ II. *Maladies des Organes de sécrétion.*

1° Absence des testicules...................... 113
2° Atrophie des testicules..................... Ibid.
3° Adhérences des testicules à l'anneau sus-pubien.. 114
4° Hydrocèle................................. 115
5° Sarcocèle................................. Ibid.
6° Spermatocèle.............................. 116
7° Ossification des testicules................... Ibid.
8° Obstruction des canaux déférens............. 117
9° Dilatation et relâchement des canaux déférens... Ibid.
10° Circocèle................................. 118

§ III. *Maladies des Organes d'émission.*

1° Lésions particulières de la prostate........... 118
2° Maladies du vérumontanum.................. 123
3° Maladies de l'urètre........................ 125
4° Maladies des muscles éjaculateurs............ 127

§ IV. *Maladies des Organes de Conservation.* 131

Article II. De la stérilité dépendante de causes générales inhérentes à la constitution de l'homme......... 132

§ Ier. *Dispositions physiologiques.*

1º Ages. 132
2º Tempéramens........................... 136
3º Idiosyncrasies.......................... 138

§ II. *Dispositions pathologiques.* 144

Deuxième section.

De la Stérilité de la femme.

CHAPITRE PREMIER.

Considérations physiologiques

Article Ier Maladies de l'appareil génital considérées dans la femme sous le rapport de la stérilité....... 151

§ Ier *Maladies des Organes de conjonction.*

1º Longueur excessive du clitoris. .... *Ibid.*
2º Vices de conformation des nymphes........... 154
3º Absence du vagin........................... 156
4º Angustie du vagin......................... *Ibid.*
5º Oblitération du vagin....................... 157
6º Vice de direction du vagin................... 159
7º Vice de conformation du vagin............... 160
8º Polipes du vagin........................... 161
9º Fistules vaginales........................... *Ibid.*

§ II. *Maladies des organes de sécrétion.*

1º Absence des ovaires.....................................	164
2º Absense des artères spermatiques...............	165
3º Phlegmasies des ovaires.............................	*Ibid.*
4º Induration et squirrhe des ovaires...............	166
5º Transformation osseuse et calcaire des ovaires	167
6º Hydropisie des ovaires...............................	168
7º Absence et altération des corpuscules des ovaires.	*Ibid.*
8º Hernies des ovaires....................................	*Ibid.*

§ III. *Maladies des organes de conservation.*

1º Absence de la matrice...............................	169
2º Occlusion du col, du corps et de l'orifice de la matrice...	172
3º Membrane circa-utérine.............................	175
4º Défaut de cavité et atrophie de l'urêtre	177
5º Leuchorrhée...	185
6º Amenorrhée..	187
7º Menorrhagie...	188
8º Hystérie, nymphomanie érotomanie etc......	189
9º Anaphrodisie..	191
10º Squirrhe et cancer.....................................	197
11º Hystérotomie ou extirpation du col............	199
12º Vices de la position de la matrice................ 1º Descente......	202
2º Renversement de l'utérus.	204
3º Antéversion, rétroversion, obliquité de l'utérus.....	205

§ V. *Maladies des Trompes.*

Article II. De la stérilité dépendante de causes générales inhérentes à la constitution de la femme... 211

§ Ier *Dispositions physiologiques.*

1° Ages.....................................	211
1° Tempéramens.............................	212

§ II. *Dispositions pathologiques.* 214

CHAPITRE III.

De la pharmacologie appliquée spécialement à l'appareil génital dans le but de modifier les propriétés vitales qui président à ses fonctions...................... 216

§ Ier *Des substances que l'art emploie pour diriger les fluides et maintenir les propriétés vitales sur les organes de la génération dans les deux sexes.*

1° Règne végétal.

(*Tiges, Feuilles et Fleurs.*)

1° La sarriette.............................	219
2° La cataire..............................	220
3° Les menthes............................	Ibid.
4° L'asperge...............................	222
5° La cinéraire Sibérienne.................	Ibid.
6° La roquette.............................	223
7° L'eryngium..............................	224
8° La benoite..............................	225

9º L'actée longue............................. 226
10º Le salep.................................. Ibid.
11º La racine de Jean de Lopez................ 228
12º Le rhodiola ou bois de Rhodes............. Ibid.
13º Le ginseng du Japon....................... 229
14º Les truffes............................... 230
15º Les alliacées............................. 231
16º Le petit cardamone........................ 232
17º Le grand cardamone........................ Ibid.
18º Semences d'agnus castus................... 233
19º Semences de cacao......................... 234
20º La vanille................................ 236
21º Opium..................................... 237
22º Baume de la Mecque........................ 238
23º — De Tolu................................. Ibid.
14º — du Pérou............................... Ibid.
25º — de Benjoin.............................. Ibid.

2º Règne animal.

26º La cantharide............................. 243
27º Le castoreum.............................. 244
28º L'ambre gris.............................. 245
29º La civette................................ 245
30º Le musc................................... Ibid.

Des diverses préparations employées extérieurement pour combattre la stérilité................................. 249

Bain astérasique.............................. 249
Autre bain.................................... 250
Ceintures astérasiques........................ Ibid.
Premier liniment anti-anaphrodisiaque......... 352
Deuxième liniment anti-anaphrodisiaque........ Ibid.
Troisième liniment anti-anaphrodisiaque....... 253

Teinture de benjoin composée.................. *Ibid.*
Pommades astérasiques...................... 254
Première pommade......................... *Ibid.*
Deuxième Pommade........................ *Ibid.*

Des diverses préparations employées à l'intérieur pour combattre la Stérilité,............................. 254

Essence royale .... *Ibid.*
Essence orientale........................... 255
Sirop anti-anaphrodisiaque principalement destiné
  à l'usage des hommes..................... 256
Sirop anti-anaphrodisiaque principalement destiné
  à l'usage des femmes..................... *Ibid.*
Pastilles astérasiques........................ 257
Vin tonique astérasique..................... 381
Marmelade anti-anaphrodisiaque 259
Cachundé, pastilles indiennes................. *Ibid.*
Pastilles modifiées.......................... 260
Wakaka des Indes.......................... *Ibid.*
Poudre impériale........................... 261
Préparation phosphorique................... *Ibid.*

FIN DE LA TABLE DES MATIÈRES.

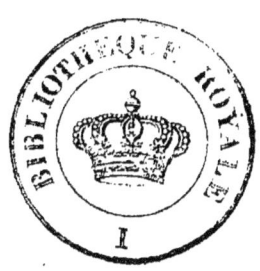

OUVRAGES DU MÊME AUTEUR

De la Topographie médicale de Florence et de ses Villas, ou description de tout ce qui peut intéresser ou conserver la santé dans ce beau pays de la Toscane; Marseille, Sénès, éditeur. 1839. 1 vol. in-8. Prix,

Des Typhus en général qui ont affecté les quatre parties du monde; Florence 1837, 1 vol. in-8. Priy,

Précis sur les pains de Lucques; Florence. 1 vol. in-8. Prix.

Cet Ouvrage se trouve chez les libraires snivans.

A Paris : chez MM. Fortin, Masson et comp^e.
—   —   J.-B. Baillière.
—   —   Germer Baillière.
—   —   Bechet jeune et Labé.
A Lyon : chez Savy jeune.
A Strasbourg : chez Dérivaux.
A Florence : chez Ricordi, Piatti et Molini.
A Pise : chez Fratelli Nistri.
A Vienne : chez Volke.
A Montpellier : chez Castel, éditeur.

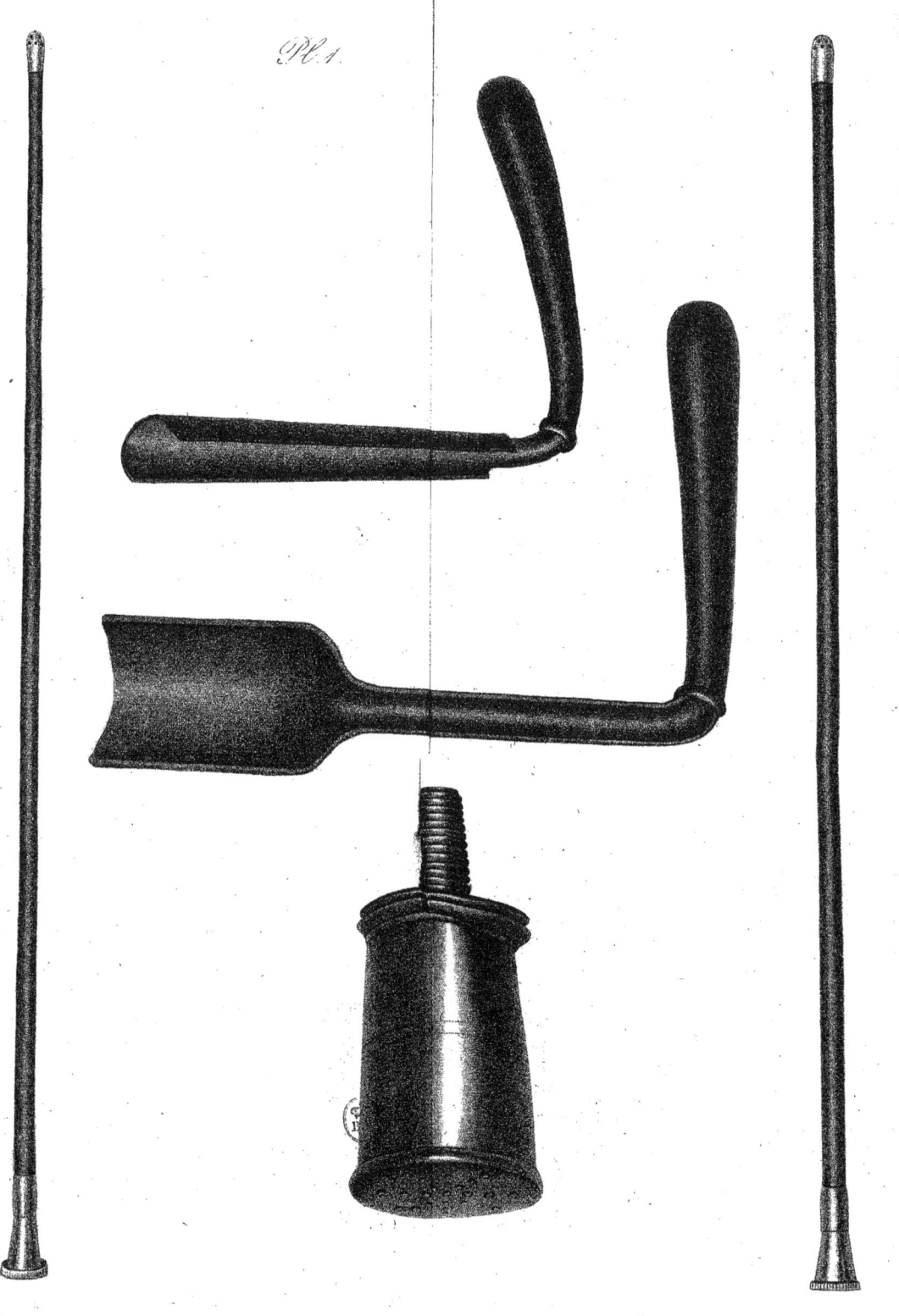

Pl. 1.

Pl. 2.

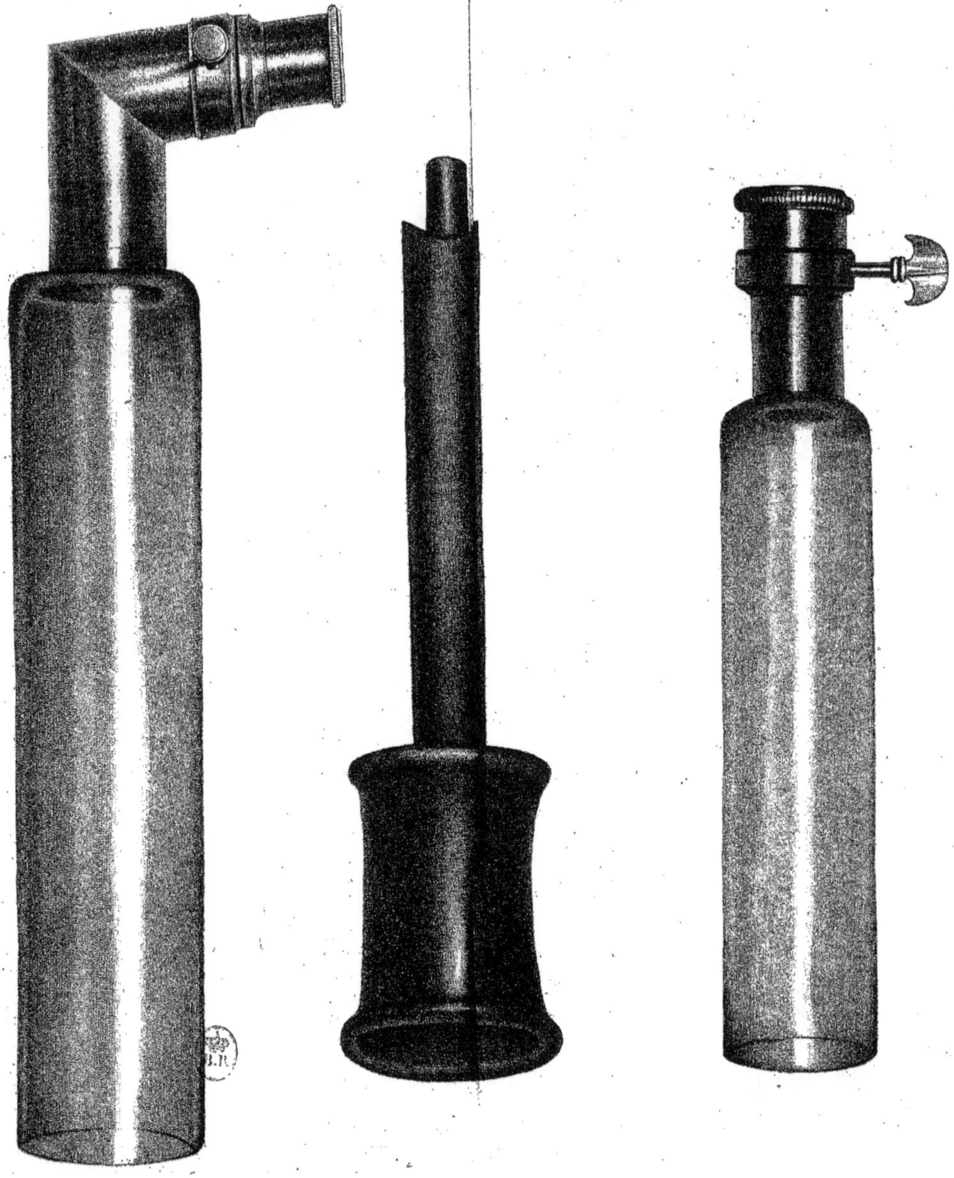

TABLEAU DES CAUSES DE LA STÉRILITÉ.

Elles consistent :

1° Dans des DISPOSITIONS LOCALES soit congéniales, soit acquises, susceptibles d'altérer, d'une manière directe, les actes nécessaires ou constitutifs de la génération ; doivent être étudiées isolément.

1° DANS L'HOMME, en les considérant successivement dans les :

Organes de conjonction — Pénis
- 1° Vices de conformation : Absence. Vices de dimension. — de direction. Bifurcation ou duplicité.
- 2° Lésions vitales : Satyriasis. — priapisme. Anaphrodisie. Anévrysme des corps caverneux.
- 3° — organiques : Concrétions ossiformes.

— de sécrétion — Testicules
- 1° Vices de conformation : Absence. Atrophie. Adhérence à l'anneau sus-pubien. Hydrocèle.
- 2° Lésions vitales : Sarcocèle. Hydro-Sarcocèle. Spermatocèle.
- 3° — organiques : Ossification.

Canaux déférens
- 1° Vices de conformation : Obstruction.
- 2° Lésions vitales : Dilatation et relâchement.
- 3° — organiques : Circocèle.

Prostate
- 1° Vices de conformation : Engorgements.
- 2° Lésions vitales : Suppuration.
- 3° — organiques : Induration squirrheuse. — cartilagineuse. — pétriforme.

Vérumontanum
- 1° Vices de conformation : Déviation.
- 2° Lésions vitales : Engorgement. Induration.
- 3° — organiques : Concrétions pierreuses.

— d'émission — Conduits éjaculateurs
- 1° Vices de conformation : Déviation.
- 2° Lésions vitales : Inconnues.
- 3° — organiques : Obstruction.

Muscles éjaculateurs
- 1° Vices de conformation : —
- 2° Lésions vitales : Atonie. Paralysie.
- 3° — organiques : Solutions de continuité.

— de conservation — Canal de l'urètre
- 1° Vices de conformation : Imperforation. Hypospadias. Épispadias.
- 2° Lésions vitales : Phymosis. Paraphymosis.
- 3° — organiques : Rétrécissement.

Vésicules séminales
- 1° Vices de conformation : —
- 2° Lésions vitales : Engorgements. Suppuration. Induration.
- 3° — organiques : Ossification.

2° DANS LA FEMME, en les considérant de même dans les :

Organes de conjonction — Hymen
- 1° Vices de conformation : Occlusion.
- 2° Lésions vitales : Nulles.
- 3° — organiques : Nulles.

Clitoris
- 1° Vices de conformation : Longueur excessive.
- 2° Lésions vitales : Nulles.
- 3° — organiques : Nulles.

Vagin
- 1° Vices de conformation : Absence. Imperforation. Angustie.
- 2° Lésion vitales : Callosités et épaississement. Oblitération.
- 3° — organiques : Tumeurs osseuses ou dépendantes des parties molles voisines. Polypes. — Fistule vagino-rectale. — vésicale.

— de sécrétion — Ovaires
- 1° Vices de conformation : Absence des ovaires. — des artères spermatiques. — des corpuscules des ovaires.
- 2° Lésions vitales : Phlegmasies latentes. Engorgements indolents. Induration. Hydropisies. Hydatides.
- 3° — organiques : Transformation osseuse. — calcaire.

Trompes
- 1° Vices de conformation : —
- 2° Lésions vitales : Phlegmasies. Obstruction.
- 3° — organiques : Adhérences avec les parties voisines.

— de conservation ou d'élimination — Matrice
- 1° Vices de conformation : Absence. Défaut de cavité. Imperforation. Occlusion accidentelles.
- 2° Lésions vitales : Leucorrhée. Aménorrhée. Ménorrhagie habituelle. Hystérie. Nymphomanie. Anaphrodisie. Squirrhe. Cancer. Hydropisies. Hydatides.
- 3° — organiques : Polypes. Concrétions fibreuses. — cartilagineuses. — osseuses. Vices de position : Prolapsus. Antéversion. Rétroversion. Renversement.

2° Dans des DISPOSITIONS GÉNÉRALES ou CONSTITUTIONNELLES qu'il faut également étudier.

1° DANS L'HOMME, en les rapportant à deux chefs principaux, c'est-à-dire :

Physiologiques
- Ages : Ne pouvant être considérés que d'une manière relative.
- Tempéramens envisagés — 1° Dans la vie individuelle, tels que les : Constitution athlétique. — lymphatique. Obésité excessive.
- Idiosyncrasies — 2° Dans la vie reproductive : Frigidité ou défaut de tempérament génital. Inappréciables.

Pathologiques
- 1° Dans la vie individuelle : Cachexie scorbutique. — scrophuleuse. — vénérienne. — cancéreuse, etc. Maladies chroniques.
- 2° Dans la vie reproductive : Inappréciables.

2° DANS LA FEMME, en les rapportant à deux chefs principaux, c'est-à-dire :

Physiologiques
- Ages : La menstruation limite la puissance génitale.
- Tempéramens — 1° Dans la vie individuelle : Constitution sèche. Tempérament lymphatique. Obésité excessive.
- Idiosyncrasies — 2° Dans la vie reproductive : Frigidité, ou défaut de tempérament génital. Inappréciables.

Pathologiques
- 1° Dans la vie individuelle : Cachexie scorbutique. — scrophuleuse. — vénérienne. — cancéreuse. Maladies chroniques.
- 2° Dans la vie reproductive : Inappréciables.

www.ingramcontent.com/pod-product-compliance
Lightning Source LLC
Chambersburg PA
CBHW050635170426
43200CB00008B/1028